Medizin im Wandel

Felix Thiele

Medizin im Wandel

Aufbruch in eine ungewisse Zukunft

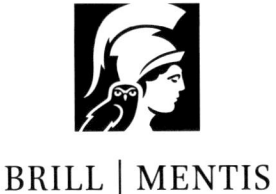

BRILL | MENTIS

Bibliografische Information der Deutschen Nationalbibliothek

Die Deutsche Nationalbibliothek verzeichnet diese Publikation in der Deutschen Nationalbibliografie; detaillierte bibliografische Daten sind im Internet über http://dnb.d-nb.de abrufbar.

Alle Rechte vorbehalten. Dieses Werk sowie einzelne Teile desselben sind urheberrechtlich geschützt. Jede Verwertung in anderen als den gesetzlich zugelassenen Fällen ist ohne vorherige schriftliche Zustimmung des Verlags nicht zulässig.

© 2024 Brill mentis, Wollmarktstraße 115, D-33098 Paderborn, ein Imprint der Brill-Gruppe (Koninklijke Brill NV, Leiden, Niederlande; Brill USA Inc., Boston MA, USA; Brill Asia Pte Ltd, Singapore; Brill Deutschland GmbH, Paderborn, Deutschland; Brill Österreich GmbH, Wien, Österreich) Koninklijke Brill NV umfasst die Imprints Brill, Brill Nijhoff, Brill Schöningh, Brill Fink, Brill mentis, Brill Wageningen Academic, Vandenhoeck & Ruprecht, Böhlau und V&R unipress.

www.brill.com

Einbandgestaltung: Anna Braungart, Tübingen
Herstellung: Brill Deutschland GmbH, Paderborn

ISBN 978-3-95743-306-0 (paperback)
ISBN 978-3-96975-306-4 (e-book)

*für Georg
Kollege & Freund*

Inhalt

Vorwort IX

Einleitung: Warum gehen Sie zum Arzt? XI

1 Ärztliches Handeln 1
    1.1 Das Arzt-Patient-Verhältnis 1
    1.2 Die existentielle Krise des Kranken 3
    1.3 Technisches und beratendes Handeln 4
    1.4 Ärztliche Urteilskraft 6
    1.5 Die medizinische Sprache 9
    1.6 Das Selbstbestimmungsrecht als liberales Projekt 11

2 Menschenbilder 15
    2.1 Der defekte Körper und der leidende Patient 15
    2.2 Die neuen Wissenschaften prägen ein neues Weltbild ... 16
    2.3 Das psychosomatische Menschenbild 20
    2.4 Paternalismus 22
    2.5 Krankheitsanfälligkeit und Sterblichkeit 23
    2.6 Wissenschaftliche Umbrüche erzeugen Orientierungsbedarf ... 24

3 Forschung für den Menschen 27
    3.1 Das Dilemma der medizinischen Forschung 27
    3.2 Der Weg zur modernen Medizin 31
    3.3 Medizin ist eine praktische Wissenschaft 33
    3.4 Bahnbrechende Innovationen sind kaum planbar 35
    3.5 Forschung an vulnerablen Personengruppen wird zunehmen .. 38
    3.6 Medizinische Forschung in der Zukunft 40

4 Freiheit, Fortschritt, Medizin 43
    4.1 Demokratie und Gesundheit 45
        4.1.1 *Moralische Rechte brauchen Wohlstand* 45
        4.1.2 *Gesundheitswesen und Massendemokratien* 47
        4.1.3 *Zukunft der Gesundheitsversorgung in einer globalen Gesellschaft* 48
    4.2 Freiheit und Forschung 53
        4.2.1 *Forschung zum gesellschaftlichen Nutzen* 53

		4.2.2 *Wissenschaft und Politik*	55
		4.2.3 *Wissenschaft braucht Freiheit*	61

5 Eine neue Natur? 67
5.1 Alter, Krankheit, Tod 67
5.2 Altersforschung und die menschliche Natur 69
5.3 Unkontrollierte Eingriffe in die Natur des Menschen 71
5.4 Normal, krank, verbessert 75
5.5 Erziehung, Genetik und andere gefährliche Dinge 78
5.6 Transhumanismus 80

6 Maschinenmedizin ohne Ärzte? 83
6.1 Die digitale Revolution 83
6.2 Big Data und die Mühen der Standardisierung 84
6.3 Maschinelles Lernen 86
6.4 Künstliche Intelligenz 89
6.5 Expertensysteme: Ersatz für ärztliches Handeln? 91
6.6 Der letzte Schritt? Moral und Empathie bei Maschinen 93

Epilog 99

Anmerkungen 101

Vorwort

Dieses Buch hätte eines über Medizinethik werden sollen. Nach fast einem Vierteljahrhundert Forschung und Lehre in der Bioethik und praktischen Philosophie hätte man das schließlich auch von mir erwarten dürfen – oder befürchten müssen. Das Buch ist auch – anders als zwischenzeitlich geplant – keines über die Philosophie oder Wissenschaftstheorie der Medizin geworden, was auch keine Überraschung hätte sein müssen, wenn man weiß, wen ich zu meinen philosophischen Lehrern zähle: Wolfgang Wieland, Martin Carrier, John Worrall, Hartmut Kliemt und vor allem Carl Friedrich Gethmann. Stattdessen liegt nun ein Buch über die Zukunft der Medizin, insbesondere die Zukunft des ärztlichen Berufs vor Ihnen.

Irgendwann in den Vorbereitungen zum geplanten Buch über die Philosophie der Medizin wurde mir klar, dass sich das Arzt-Patient-Verhältnis*, so wie wir es heute kennen, überhaupt erst mit dem Aufstieg der modernen Medizin seit der Mitte des neunzehnten Jahrhunderts herausgebildet hat. Und wenn es ein 'davor' gab, müsste es doch eigentlich auch ein 'danach' geben – oder wenigstens geben können. Wenn man dieser Frage nachgeht, stößt man schnell auf gesellschaftliche, ökonomische und wissenschaftliche Entwicklungen, die Anlass geben, sich auf potenziell tiefgreifende Veränderungen der Medizin vorzubereiten. Dieser Text handelt also von den möglichen Zukünften des ärztlichen Berufs; und ohne zu viel verraten zu wollen: von einer strahlenden Zukunft bis zum völligen Verschwinden der ärztlichen Profession scheint alles möglich.

Arved Weimann, Billa & Stephan Lingner, Philipp Geiger, Margarethe Hoffmann und Georg Kamp haben dankenswerterweise eine erste Version dieses Buches kommentiert. Insbesondere Georg hat mit gewohnter Akribie und viel Wohlwollen an der Argumentation gezupft und gelegentlich auch gerüttelt. Ihnen allen habe ich es zu verdanken, dass ich das Buch nun guten Gewissens der Öffentlichkeit übergebe.

---

* Aufgrund der besseren Lesbarkeit wird im Text das generische Maskulinum verwendet. Gemeint sind jedoch immer alle Geschlechter.

EINLEITUNG

Warum gehen Sie zum Arzt?

Auf den ersten Blick scheint die Frage einfach zu beantworten. Wenn Sie mit Schmerzen im Bauchraum aufwachen und auf dem Weg zur Arbeit, nachdem Sie Ihre Kinder in der Schule abgesetzt haben, noch schnell bei Ihrem Hausarzt vorbeischauen, dann wollen Sie erst mal nicht mehr als irgendein Schmerzmittel. Und das bitte schnell wegen der Schmerzen und vor allem wegen der Arbeit. Schließlich haben Sie gleich noch ein wichtiges Meeting in der Firma. Der Arzt ist hier als Dienstleister gefragt, der zeitnah eine symptombezogene Behandlung liefert, die uns unser Funktionieren in Beruf und Privatleben ermöglicht. Vermutlich wird er Ihnen, während Sie schon halb aus der Praxis und mit den Gedanken schon im Meeting sind, hinterherrufen, dass Sie noch einen Termin vereinbaren sollen, damit er nach der Ursache der Schmerzen suchen kann. So banal und typisch für einen großen Teil der heutigen Medizin diese Situation auch scheinen mag, noch vor 200 Jahren hätte sie sich so kaum zugetragen.

Für die längste Zeit ihrer Geschichte waren die Erfolge der Medizin sehr überschaubar. Ärzte, die eine medizinische Ausbildung durchlaufen hatten, gab es zwar schon in Mesopotamien, also vor ca. 3000 Jahren. Allerdings darf man sich diese Ärzte nur sehr bedingt wie unsere heutigen Ärzte vorstellen, denn Beschwörungsformeln und mystische Rituale gehörten ganz selbstverständlich zu ihrem ärztlichen Repertoire. Heute dürfte das eher die Ausnahme sein. Und während in weiten Teilen der Welt heutzutage die ärztliche Profession die Behandlung von Kranken weitgehend dominiert, gab es zu früheren Zeiten eine Vielzahl konkurrierender Heiler. So wird etwa für das antike Griechenland ein beeindruckendes Nebeneinander von Wurzelheilern, Ärzten, Gynäkologen, Beschwörungspriestern, Exorzisten, Knochenrichtern, Chirurgen und allerlei sich berufen fühlenden Laien beschrieben. Auch malt man wohl kein allzu düsteres Bild, wenn man annimmt, dass diese Ärzte und Heiler kaum etwas über die Mechanismen und Ursachen der Krankheiten, die sie behandeln sollten, wussten. Daran hat sich viele Jahrhunderte kaum etwas geändert. Auch die Behandlungsmethoden waren in der Regel auf abwegige Theorien über deren Wirksamkeit gegründet. Ohnehin rief man den Arzt nur bei schweren Erkrankungen und auch nur, wenn man es sich leisten konnte, was für die meisten Menschen nicht der Fall war. Für die Begüterten wurden dann Pülverchen und Tinkturen verschrieben, für die man alle möglichen Pflanzen, Metalle und vieles andere verwendete. Zur Stärkung des Körpers, wahlweise auch zur Entgiftung desselben waren über Jahrhunderte Aderlass, Einläufe und Schröpfen gern angewendete Verfahren. Darüber hinaus blieb dem Arzt nicht viel mehr, als dem Zustand des Kranken einen möglichst gelehrt klingenden, komplizierten lateinischen Namen zu geben und ihn mit seinen Behandlungen zu beschäftigen, um ihn von seinem baldigen Tod abzulenken. Der Beitrag der Ärzte am Gesundungsprozess war, wenn überhaupt vorhanden, gering. In den Krankenhäusern unter ärztlicher Leitung, die im neunzehnten Jahrhundert in immer größerer Zahl entstanden, waren die Verhältnisse zunächst keineswegs besser, eher im Gegenteil. (Die nicht-ärztlich geführten Hospitäler, deren Tradition bis ins Mittelalter zurückreichte, hatten diese Probleme kaum, denn sie waren eher so etwas wie Armenhäuser und Pflegestationen. Therapeutische Interventionen gehörten meist nicht zu ihrem Auftrag.)

Die hygienischen Zustände in den Krankenhäusern unter ärztlicher Leitung waren derart desaströs, dass nicht nur die Patienten, sondern auch die Ärzte eine deutlich erhöhte Sterblichkeit hatten.[1] Der Wundbrand war eine so häufige wie gefürchtete Folge offener Wunden mit hoher Sterblichkeit. Durch die räumliche Enge der Krankenhäuser und noch fehlender wirksamer Antisepsis kam es immer wieder zu regelrechten Wundbrand-Ausbrüchen, die ganze Stationen befielen mit verheerenden Folgen. Vermögende Patienten ließen sich daher auch gerne beim Chirurgen zu Haus operieren, um einem Aufenthalt im Krankenhaus zu entgehen. Operiert wurde nur, wenn kein anderer Ausweg blieb, das heißt praktisch nur, wenn der Patient ohne Eingriff auf jeden Fall sterben würde. Und weil es noch keine effektive Methode gab, den Patienten während der Operation die Schmerzen zu nehmen, musste es schnell gehen: Amputationen eines Arms oder Beins in weniger als einer Minute scheinen uns heute unsinnig, aber ohne Anästhesie war jede gesparte Sekunde kostbar. Chirurgische Maßnahmen beschränkten sich daher weitgehend auf Operationen an den Extremitäten und der Außenseite des Rumpfs. Operationen im Bauchraum galten aus gutem Grund als nicht erfolgreich machbar oder nur absoluten Notfälle vorbehalten, wie beispielsweise der Kaiserschnitt.

Anfang der 1990er-Jahre durfte ich in Nigeria einer Geburt per Kaiserschnitt beiwohnen. Mangels anderer Möglichkeiten beschränkte sich die Narkose auf ein intravenös verabreichtes, nur wenige Minuten wirksames Anästhetikum. Bei der Dosierung musste der operierende Gynäkologe eine Balance finden zwischen der Tiefe der Narkose der Schwangeren und der atemdepressiven Wirkung des Anästhetikums auf das Kind im Mutterleib: Je stärker die Narkose, desto geringer waren auch die Schmerzen für die Schwangere, je stärker die Narkose, desto größer war aber auch die Gefahr eines Atemstillstandes beim Kind. Was bei meinen Kommilitonen für schockierte Kommentare sorgte, als ich nach meiner Rückkehr davon berichtete, war vor Ort in Nigeria unter den gegebenen Umständen der beste, oft auch der einzige Weg, das Leben von Mutter und Kind zu retten. Bis mindestens in die 1840er-Jahre wäre man wohl überall auf der Welt mehr als froh gewesen, solch ein Mittel zur Verfügung zu haben.

Je tiefer das Verständnis für den gesunden menschlichen Organismus und seine Störungen wird, desto weitreichender sind in der Regel auch die Möglichkeiten, in diese Prozesse einzugreifen. Mit dem zunehmenden Verständnis der für diese Beschwerden ursächlichen Prozesse nahmen auch die Möglichkeiten zu, den Krankheitsverlauf zu verlangsamen oder die Krankheit sogar zu heilen. Mit den erweiterten Möglichkeiten der Medizin ergaben sich auch neue Rollenbilder für die Ärzte. Man denke etwa an Rudolf Virchow, der in der zweiten Hälfte des 19. Jahrhunderts zu den Mitbegründern der Sozialhygiene gehörte und später selbst im deutschen Reichstag als Sozialpolitiker hervortrat. Oder an Christiaan Barnard, der 1967 in Kapstadt die erste Herztransplantation durchführte und sich eine Zeit lang wie ein Star in den Medien und im Jet-Set bejubeln ließ. In der Gegenwart sind es am ehesten Start-up Gründer, die eine Rollenbild für junge Forscher verkörpern. Elizabeth Holmes etwa, deren Narrativ grob lautet: vom Studienabbrecher zur Biotech-Start-up Gründerin und Selfmade-Milliardärin. Dass Holmes wegen Betrugs verurteilt ist, ändert nichts an ihrem glamourösen Aufstiegsnarrativ, das dem anderer „Drop-outs" wie Elon Musk oder Marc Zuckerberg recht ähnlich ist. Ein anderes, wie es scheint im öffentlichen Auftritt zurückhaltendes, Beispiel sind die Biontech-Gründer Özlem Türeci und Ugur Sahin.

Weibliche Ärzte kennt zumindest die Medizingeschichte bis weit ins letzte Jahrhundert hinein nur als Randnotiz. Zwar hatten Frauen als Hebammen und in der Pflege mit ihrem spezifischen Wissen seit jeher eine unverzichtbare Funktion. Weibliche Ärzte jedoch gab es nur sehr wenige, die sich in ihrer Tätigkeit dann häufig nicht auf Frauenkrankheiten beschränkten. Auch sind einige medizinische Lehrbücher und Ratgeber von weiblichen Autoren überliefert. Dennoch mussten Frauen in der Regel ohne formale Ausbildung praktizieren. Wo sie in Einzelfällen doch einmal zum Studium zugelassen wurden, war dies nur gegen erhebliche Widerstände möglich. Eine gleichberechtigte medizinische Ausbildung für Frauen hat es jedoch bis weit ins neunzehnte Jahrhundert nicht gegeben. Zum Medizinstudium wurden Frauen in Deutschland regulär erst 1899 zugelassen.[2] Zwar entsteht seit den 1850er-Jahren die moderne wissenschaftliche Medizin, doch bedeutet dies keineswegs, dass die bis in die Antike zurückreichende Auffassung der Frau als einer "fehlerhaften Version" des Mannes deshalb verschwunden wäre. Erstaunlich und aus heutiger Sicht grotesk ist es zum Beispiel, dass zur gleichen Zeit als ein naturwissenschaftlich geprägtes Menschenbild vorherrschend wurde, das Verhalten von Frauen, die ein Interesse oder gar Spaß an Sexualität zeigten, nicht etwa als normal oder natürlich angesehen wurde, wie das bei jedem Mann der Fall war, sonders als krank, genauer nymphoman. Der Widerstand gegen Frauen in der Medizin war immer auch Ausdruck der gängigen Gesellschaftsnormen und zeigt, wie stark gesamtgesellschaftliche Entwicklungen die Organisation des Gesundheitswesens prägen können (Kapitel 4).

Wie hartnäckig solche Denkmuster sein können, lässt sich vielleicht am Beispiel eines Gynäkologielehrbuchs illustrieren, das wir Anfang der 1990er-Jahre in Heidelberg benutzten (Schmidt-Matthiesen (1992) Gynäkologie und Geburtshilfe). Auf der vorderen Umschlagseite des Buches ist der Umriss eines weiblichen Körpers zu sehen. Hervorstechendes Merkmal der Abbildung sind einige leuchtend gelb-orange Pfeile, die von der Unterleibsregion der Frau ausgehen und auf verschiedene Körperregionen zeigen. Einer dieser Pfeile zeigt ins Gehirn der Frau. Wer mit den Konventionen wissenschaftlicher Schaubilder vertraut ist, wird solch einen Pfeil als Darstellung von Ursache und Wirkung, das heißt eines kausalen Zusammenhangs oder wenigstens als einer starken Korrelation interpretieren. Das Problematische an dieser Darstellung ist nicht, dass Organe aufeinander einwirken, sondern dass dies hier nur in eine Richtung geschieht. „Frauen sind halt hormongesteuert," wäre eine stammtischtaugliche Übersetzung dieser Darstellung. Nur sollten solche Stammtischparolen in der Medizin (und auch sonst irgendwo) nichts zu suchen haben.

Wie die Zukunft der Medizin aussieht, lässt sich nur vermuten. Die Forschung stellt immer neue Werkzeuge bereit: etwa technische Ansätze wie die sich schnell entwickelnde Prothetik mit fließenden Übergängen zum Enhancement und biologische Verfahren, wie zum Beispiel die Gentherapie. Mit diesen Werkzeugen kann man nicht nur den kranken Organismus reparieren, sondern auch den gesunden Organismus dauerhaft "optimieren" (Kapitel 5.4). Die Möglichkeit, in die Natur des Menschen, in Gottes Schöpfung oder wie auch immer man es bezeichnen möchte, einzugreifen, lässt manche hoffen, dass damit nicht nur Krankheiten behandelbar und heilbar werden, sondern dass auf diesem Weg die Krankheitsanfälligkeit des Menschen überwunden werden könnte. Wer noch weiter denkt, nimmt dann sogar die Sterblichkeit des Menschen in den Blick.

Vom erfolglosen Phrasendrescher zum gottgleichen Gestalter neuen Lebens. Ist das das Schicksal der ärztlichen Profession? Vielleicht kommt es auch ganz anders. Die Digitalisierung der Medizin steht erst ganz am Anfang. Es scheint allerdings kaum umstritten, dass computerunterstützte Verfahren tiefgreifende Veränderung der medizinischen Praxis mit sich bringen werden. Für das ärztliche Selbstverständnis relativ leicht zu verarbeiten sind Assistenzsysteme, die zum Beispiel den Arzt beim Operieren unterstützen. Eine echte Herausforderung werden aber Expertensysteme sein, die therapeutische Entscheidungen treffen sollen und die das Potenzial haben, die ärztliche Entscheidung überflüssig zu machen, wenn sie zuverlässigere Ergebnisse liefern (Kapitel 6.4). Dann heißt es möglicherweise: Vom erfolglosen Phrasendrescher zum arbeitslosen Digitalisierungsverlierer. Dazu wird es vermutlich nicht kommen, weil im Arzt-Patient-Verhältnis noch andere Kompetenzen des Arztes gefragt sind, außer die der reinen Therapieempfehlung. Kompetenzen, von denen viele glauben, dass ein Expertensystem sie nicht erreichen könne.

Aber nicht nur der Erfolg der wissenschaftlichen Medizin wird darüber entscheiden, wie die Medizin der Zukunft aussehen wird. Die moderne medizinische Forschung ist extrem kostspielig, – so soll zum Beispiel die Entwicklung eines neuen Medikamentes bis zur Marktreife durchschnittlich eine Milliarde Euro kosten. Die Gesundheitsausgaben vieler Länder sind enorm hoch und müssen dies teils auch sein, um den medizinischen Fortschritt überhaupt finanzieren zu können. Versiegt die Finanzierung, ist es mit dem medizinischen Fortschritt überwiegend vorbei. Denkbar ist aber auch, dass sich die Akteure im Gesundheitswesen stärker marktwirtschaftliche Absatzwege erschließen, mit der mögliche Folge, dass die Solidargemeinschaft bricht und nur noch eine kleine Gruppe sehr vermögender Personen in den Genuss neuer medizinischer Verfahren kommen wird (ausführlicher dazu Kapitel 4.1.3). Dann könnte es für die Mehrheit der Ärzte heißen: Vom wirkungslosen Quacksalber für Reiche zum Armenarzt der abgehängten Massen oder zum therapeutisch erfolgreichen Arzt für die Reichen.

Warum also gehen wir zum Arzt? Es zeigt sich, dass diese Frage höchstens aus einer engen Alltagsperspektive heraus einfach zu beantworten ist. Schon wenn wir die heute üblichen Spezialisierungen in der Medizin betrachten, zeigt sich, dass die Gründe, die uns unseren Hausarzt aufsuchen lassen, oft ganz andere sind als diejenigen, die uns zu einem spezialisierten Facharzt bringen. Während wir vom Hausarzt (wenigstens manchmal) Hilfe bei der Entscheidungsfindung erwarten, soll der Spezialist häufig nur eine bestimmte Behandlung bestmöglich durchführen.

Noch unterschiedlicher stellen sich die Erwartungshaltungen in medizinhistorischer Perspektive dar: wenn man die dürftigen Möglichkeiten des Arztes aus der vormodernen Zeit der Medizin vergleicht mit denen eines Arztes heute und denen in der möglicherweise nicht allzu fernen Zukunft, dem umfangreiche Eingriffe in den gesunden Körper möglich sind, so scheint die

Frage berechtigt, ob deren Tätigkeiten mehr als nur den Namen gemein haben. Neben den fundamentalen Unterschieden im faktischen Können der Medizin früher und heute gibt es eben auch in dieser Hinsicht tiefgreifende Unterschiede in der Erwartungshaltung an die Medizin.

Es soll in diesem Text nicht nur darum gehen, was die Medizin leisten kann, sondern auch, was sie leisten soll. Die Medizin ist kein Glasperlenspiel, das sich ohne Einflüsse von außen irgendwie entwickelt. Die zeitgenössische Medizin ist ein zentraler Bestandteil unserer Gesellschaft, und medizinische Entwicklungen – wie zum Beispiel die Pille zur Schwangerschaftsverhütung – können eine kaum zu unterschätzende gesellschaftspolitische Wucht entfalten. Andererseits haben gesellschaftliche Veränderungen auch Einfluss auf die weitere Entwicklung der Medizin. Die Frage „Was ist die Medizin?" greift zu kurz. Mindestens muss man auch fragen: „Was soll die Medizin sein?" und „Was will die Medizin sein?", denn die Ärzte, Pflegekräfte, Forscher und all die anderen Akteure im Gesundheitswesen sind ja keine willenlosen Marionetten, die irgendjemandes Plan ausführen, sondern sie gestalten durch ihr tägliches Handeln die Gegenwart und Zukunft der Medizin.

Durch den Wandel der Medizin in den letzten 150 Jahren und die Veränderungen, die der Medizin vermutlich in den nächsten Jahrzehnten noch bevorstehen, wurden und werden tradierte Gewissheiten brüchig. Dadurch entsteht Orientierungsbedarf; insbesondere bei denjenigen, die mit diesem Wandel leben müssen beziehungsweise den Wandel gestalten wollen. Die Diskussion dieser neuen Herausforderungen kann dabei an vorhandene Debatten anknüpfen, denn es sind alte Konfliktlinien, die wieder aufbrechen. Im medizinischen Alltag ist für gewöhnlich wenig Zeit, um sich mit derart grundlegenden Fragen zu befassen, und so tauchen entsprechende Überlegungen in der Medizin meist nur in Festreden, bei Promotionsfeiern und irgendwelchen Jubiläen auf, für die gerne tiefschürfende Themen gewählt werden.

Wenn es „grundsätzlich" wird, ist die Zeit der Philosophie gekommen, nicht um der Medizin die Zuständigkeit zu entziehen, sondern um zu unterstützen, man könnte auch sagen, um konsiliarisch tätig zu werden. Es gibt wohl kaum eine andere Disziplin, die intensiver die Grundlagen ihres jeweiligen Untersuchungsgegenstands diskutiert und immer wieder infrage stellt als die Philosophie. In dieser Tradition steht auch der vorliegende Text.

Wie es der Zufall wollte oder vielleicht auch der Autor, gliedert sich der nachfolgende Text in sechs Kapitel mit jeweils sechs Unterkapiteln. Nur das Kapitel 4 ist wegen der Bedeutung der gesellschaftlichen Rahmenbedingungen für die Zukunft der Medizin in zwei Unterkapitel mit dann je drei Abschnitten gegliedert. Diese Untergliederung dient weniger ästhetischen Gründen, sondern soll die vielfältigen Themen, die in diesem Büchlein abgehandelt werden, für den Leser strukturieren: Die einzelnen Kapitel sind einerseits in sich geschlossen, andererseits habe ich versucht, die Querverbindungen zwischen den einzelnen Themen der Kapitel mit denen der anderen Kapitel deutlich werden zu lassen. Die Kapitel sind also gewissermaßen nicht als einzelne Fäden zu verstehen, die zu einem (Argumentations-)Strang zusammengeführt werden, sondern als Teil eines Gewebes, zu dem die einzelnen Fäden kreuz und quer verwoben sind. Es geht mir darum, die Zusammenhänge aufzuzeigen, die die Medizin zu einem bedeutenden Teil moderner Gesellschaften haben werden lassen und die ihre Zukunft mitbestimmen könnten. Um dieses Ziel zu erreichen, mag manche These etwas drastisch formuliert, manche mögliche Zukunft etwas zu wahrscheinlich dargestellt sein. Den Leser erwartet daher auch keine Philosophie der Medizin, worunter ich eine umfassende, tiefschürfende und erschöpfende Darstellung der verhandelten Themen verstehe, sondern ein Essay, in dem über die Medizin philosophiert wird.

Was die philosophischen Instrumente angeht, die in den einzelnen Kapiteln vorwiegend benutzt werden, so ist dies im Kapitel 1 Ärztliches Handeln vor allem die Handlungstheorie, im Kapitel 2 Menschenbilder die Anthropologie und in Kapitel 3 Forschung für den Menschen die Wissenschaftstheorie. Das Doppelkapitel 4 Freiheit, Fortschritt, Medizin ist rechts- und politikphilosophischen Fragen des Gesundheitswesens (4.1) und dem Verhältnis von Gesellschaft und medizinischer Forschung (4.2) gewidmet. Kapitel 5 Eine neue Natur? behandelt eine der großen bioethischen Kontroversen der letzten Jahrzehnte. Kapitel 6 Maschinenmedizin ohne Ärzte? ist technikphilosophisch, mit starken Anteilen der Philosophie des Geistes. Anmerkungen habe ich möglichst kurz gehalten und ans Ende des Buches gesetzt.

Wenn im Folgenden vom Verhältnis der Gesellschaft zur Medizin die Rede ist, sind in der Regel die Gesellschaften des globalen Westens gemeint. Die westlichen Gesundheitssysteme sind dem Grundsatz nach solidarisch verfasst und sehen die medizinische Forschung als Schlüssel zur weiteren Verbesserung der medizinischen Versorgung an. Sie teilen auch das Problem der zunehmenden Finanzierungsschwierigkeiten. Es gibt aber auch große Unterschiede zwischen den einzelnen Gesundheitssystemen: manche sind steuerfinanziert, andere über Beiträge und hier wieder solche mit Umlagefinanzierung und/oder Eigenkapital-Absicherung. Auch in der konkreten Ausgestaltung der einzelnen Gesundheitssysteme gibt es unterschiedliche Ansätze, etwa zur Steuerung des Zugangs von Patienten zu Fachärzten. Ich habe versucht, meine Argumentation möglichst auf der Ebene der allen „westlichen" Systemen gemeinsamen Herausforderungen zu halten. Wo doch einmal nationale Besonderheiten herangezogen werden, geschieht dies mit der Absicht, zur Klärung der gemeinsamen Herausforderungen beizutragen.

KAPITEL 1

Ärztliches Handeln

1.1 Das Arzt-Patient-Verhältnis

Das heutige Bild des Arztes, der durch das Standesethos verpflichtet ist, seine Aufmerksamkeit und sein Können jedem seiner Patienten in gleicher Weise und mit allen verfügbaren Mitteln zu widmen, ist das Ergebnis gesellschaftlicher und medizinischer Rahmenbedingungen, die vor ca. 150 Jahren zur Entstehung der modernen Medizin und eines modernen solidarischen Gesundheitswesens geführt haben.[3] Die Medizin war einem so tiefgreifenden Wandel ausgesetzt, dass der ärztliche Beruf von heute nicht mehr viel mit dem in der Zeit vor dem Entstehen der modernen Medizin zu tun hat (siehe dazu auch die Einleitung). Und das Arzt-Patient-Verhältnis verändert sich weiter. Die Anfänge der allgemeinen Gesundheitsversorgung während der Industrialisierung zielten weniger auf das Wohlergehen des Einzelnen ab, sondern eher auf die Erhaltung und Wiederherstellung der Arbeitskraft. Die ärztliche Bevormundung der Patienten aus ärmeren Schichten zur Realisierung der übergeordneten Ziele wundert da nicht. Mit der Entstehung einer breiten, selbstbewussten Mittelschicht setzt in der zweiten Hälfte des letzten Jahrhunderts ein Umdenken ein: Der Patient wird mehr und mehr als mündiger Bürger betrachtet, der sich in einem partnerschaftlichen Austausch mit dem Arzt für eine bestimmte Vorgehensweise entscheidet. Auch für die Zukunft ist mit Entwicklungen in der Medizin zu rechnen, die auch das Verhältnis von Arzt und Patient betreffen. Etwa hinsichtlich der Frage, ob das solidarische Gesundheitssystem vor dem Ende steht und damit auch der Grundsatz, dass der Arzt alle Patienten gleich und alle mit den besten verfügbaren Mitteln behandelt (Kapitel 4 Freiheit, Fortschritt, Medizin). Darüber hinaus stehen in absehbarer Zukunft vermutlich Möglichkeiten zum Eingriff in die menschliche Natur zur Verfügung, die über die Linderung oder Heilung von Krankheiten hinaus gehen und eine Verbesserung des Menschen anstreben. Es stellt sich die Frage, ob es in Zukunft eine Verbesserungsmedizin geben wird und die Medizin also ihr klassisches Aufgabenspektrum von Therapie, Palliation und Prävention um das Enhancement erweitert (Kapitel 5 Eine neue Natur?). Oder werden die Ärzte selbst möglicherweise durch Künstliche Intelligenzen wenn nicht ersetzt, so doch an den Rand gedrängt (Kapitel 6 Maschinenmedizin. Eine Zukunft ohne Ärzte? Im Folgenden werden einige besonders „zukunftsrelevante" Aspekte des Arzt-Patient-Verhältnisses dargestellt, bevor dann in den nächsten Kapiteln die wissenschaftlichen und gesellschaftlichen Entwicklungen untersucht werden, die möglicherweise auch das Arzt-Patient-Verhältnis radikal verändern können.

In Debatten über das Arzt-Patient-Verhältnis wird immer wieder von einer Asymmetrie zwischen Arzt und Patient gesprochen. Tatsächlich gibt es im Arzt-Patient-Verhältnis aber nicht nur eine Asymmetrie, sondern gleich mehrere. Eine erste Asymmetrie entsteht, weil der Arzt durch seine Ausbildung und seine Berufspraxis über Kenntnisse verfügt, die dem Patienten in der Regel nicht zur Verfügung stehen. Es ist vor allem die Berufspraxis, die es dem Arzt ermöglicht, die Vielzahl der relevanten Parameter, durch die sich die spezifische Situation des Patienten beschreiben lässt, zu erheben, miteinander in Beziehung zu setzen und daraus eine Empfehlung für die Behandlung des Patienten zu entwickeln. Wobei hier einschränkend auf eine zweite Asymmetrie hingewiesen werden sollte: nur der Patient und nicht der Arzt ist krank. Dieses Kranksein, das subjektive Erleben und Durchleiden einer Krankheit, hat jedenfalls in schweren Krankheitsfällen ganz wesentlichen Einfluss auf die Entscheidungsfindung des Patienten. Natürlich kann der Arzt aus seiner Erfahrung heraus ein Stück weit nachvollziehen, welchen Belastungen gerade auch psychischer Art ein schwerkranker Patient ausgesetzt ist; er bleibt allerdings immer in der Beobachterperspektive. Wir haben hier also eine doppelte Asymmetrie: einerseits die medizinische Expertise des Arztes in der Behandlung von Krankheiten und im Umgang mit Kranken. Andererseits die Erfahrung des Patienten mit seiner Krankheit; der persönliche Zugang zur eigenen Krankheitsgeschichte. Nun sollte man sich auch nicht zu viel einbilden auf die eigene Besonderheit, schließlich sind wir alle Mitglieder derselben Spezies und teilen Verhaltensmuster, auf deren Grundlage man mit Menschenkenntnis und psychologischem Sachverstand ein Stück weit vorhersehen kann, wie ein Patient mit seiner Krankheit umgehen wird. Aber die Ich-Perspektive auf die Krankheit bleibt natürlich dem kranken Ich vorbehalten.

Unbestritten gibt es in der Regel ausgeprägte Unterschiede in den medizinischen Kenntnissen und Fähigkeiten von Arzt und Patient. (Warum sollte der Patient denn sonst auch einen Arzt aufsuchen?) Obwohl hier tatsächlich ein Ungleichgewicht vorliegt, ist dieses aber keineswegs spezifisch für das Arzt-Patient-Verhältnis, sondern kommt auch in anderen Lebensbereichen immer dann vor, wenn Experten und Laien aufeinandertreffen. Insofern ist das Arzt-Patient-Verhältnis in diesem Punkt auch anderen Bereichen menschlichen Zusammenlebens ähnlich – etwa dem Verhältnis von Rechtsanwalt und Mandanten und sogar dem von Mechaniker und Autobesitzer.

1.2 Die existentielle Krise des Kranken

Im Unterschied zur Position etwa eines Autobesitzers befindet sich der Patient jedoch unter Umständen in einer ungleich ungünstigeren Position: Durch seine Krankheit und deren Symptome kann er physisch wie psychisch stark belastet sein, weil die Erkrankung die Erfüllung der Grundbedürfnisse des Patienten erheblich behindert, bei lebensbedrohlichen Krankheiten sogar grundsätzlich infrage stellt. In diesen Fällen hat der Arzt also nicht nur ungleich größeres Fachwissen, er ist auch – ganz im Gegensatz zu seinem Patienten – nicht in seiner gewohnten Lebensführung behindert. Ohne Zweifel kann eine solche Situation den Patienten in einer Weise belasten, dass es für ihn schwierig oder unmöglich wird, in der gewohnten Weise sein Leben zu gestalten, sodass der Arzt Hilfestellung leisten muss. Andererseits ist das starke subjektive Betroffensein des Patienten der Grund, warum der Patient Hilfe sucht. Es geht ihm nicht um die Optimierung irgendwelcher biochemischen Parameter, die aus dem Ruder gelaufen sind, sondern um die Wiederherstellung oder Sicherung von Freiheitsräumen, die die Krankheit ihm genommen hat, beziehungsweise bedroht. (Siehe dazu auch das Kapitel 2 Menschenbilder).

Der für die Medizin spezifische Sachverhalt einer für den Patienten – wie man sagen könnte – "existenziellen Krise" ist vermutlich der Grund dafür, dass in der einschlägigen Literatur so viel Mühe darauf verwendet wird, die Asymmetrie zwischen Arzt und Patient herauszuarbeiten. Häufig wird dabei aber übersehen, dass die durch eine existenzielle Krise des Patienten bedingte Asymmetrie keineswegs charakteristisch für alle Arzt-Patienten-Beziehungen ist, vermutlich nicht einmal charakteristisch für die meisten dieser Verhältnisse. So findet man häufig Aussagen wie „… der Patient findet sich regelhaft in einer emotional belasteten Situation, sei es, dass er Angst vor einem Eingriff hat, sei es, dass er sich sogar vital bedroht fühlt." Im Gegensatz zu dieser pauschalierenden Äußerung dürfte es sich aber herausstellen, dass der Patient in vielen Fällen, in denen er sich in ärztliche Behandlung begibt, etwa zur Behandlung einer Grippe oder zur Verschreibung einer Sehhilfe, keineswegs "regelhaft" emotional überlastet ist. Darüber hinaus ist aber auch in den Fällen, in denen der Patient in der Tat emotional belastet ist, zunächst zu prüfen, ob diese Belastung so groß ist, dass man von einer existenziellen Krise des Patienten sprechen kann. Denn schließlich gehört es zu unserer alltäglichen Erfahrung, Stresssituationen erleben und bewältigen zu müssen, und es schiene übertrieben, jede ungewohnte Stresssituation als existenzielle Krise zu bezeichnen. Zu jeder praxistauglichen Handlungstheorie wird ja ein

Verständnis der Handlungsfähigkeit gehören, die nicht sofort zusammenbricht, wenn das Individuum mit seinen Handlungen auf Widerstand stößt. Eine gewisse emotionale Resilienz, die natürlich gestört sein kann, sollte Teil einer Konzeption vom Menschen als Handelnden in seiner sozialen und natürlichen Umwelt sein.

Es bleibt aber ein Restbestand an Fällen, in denen der Patient einer Herausforderung gegenübersteht, die seine emotionale Resilienz möglicherweise übersteigt: Wird bei einem Patienten Krebs im Endstadium diagnostiziert, wird dies viele – aber auch hier: nicht alle! – Patienten in eine existenzielle Krise stürzen. Zwar wird man selbst hier die Belastung nur in den seltensten Fällen als so gravierend einschätzen, dass man die Einwilligungsfähigkeit des Patienten für eingeschränkt erachtet. Doch sollte auch der Wunsch vieler Mitglieder der ärztlichen Profession verständlich sein, sich bezüglich dieser Krisensituationen nicht auf den Standpunkt zurückzuziehen, der Patient sei doch einwilligungsfähig und möge sich daher mit dem Arzt über die gewünschte Behandlung auseinandersetzen – nicht anders als der Autobesitzer mit dem Monteur – und ansonsten zusehen, wie er mit seinen Gefühlen fertig wird.

1.3 Technisches und beratendes Handeln

Aufgrund der in früheren Zeiten sehr eingeschränkten Möglichkeiten des Arztes blieb ihm oft nicht viel mehr übrig, als den Patienten in dessen Krankheit und Sterben zu betreuen – wenn er nicht auch dies anderen (Pflege-)Kräften überließ. Heute dagegen stehen dem Arzt eine Fülle technischer Maßnahmen zur Verfügung: Die Apparatemedizin – etwa Dialyse und Intensivmedizin –, und das umfangreiche Arsenal der Arzneimittel verlangen dem Arzt ein vielfältiges Können und Wissen ab. Darüber hinaus fällt dem Arzt auch weiterhin die ganz andersgeartete Aufgabe zu, dem Patienten mit Blick auf dessen Lebens- bzw. Krankheitsweg zur Seite zu stehen. Beide Aspekte gehören zum ärztlichen Handeln und sollen im Folgenden als technisches beziehungsweise beratendes ärztliches Handeln bezeichnet werden. Die Unterteilung ärztlichen Handelns in beratendes und technisches Handeln lässt sich in Anlehnung der auf Aristoteles zurückgehenden Unterscheidung von 'praktischem' und 'poietischem' Handeln entwickeln. Praktisches Handeln ist ein auf den Menschen bezogenes Handeln, das poietische Handeln dagegen ein werkbezogenes oder herstellendes Handeln.[4] Praktische Handlungen sind konstitutiv für die sogenannten praktischen Wissenschaften wie die Medizin und die Jurisprudenz. Zwar dient das technische ('poietische') Handeln des Arztes letztlich auch der Realisierung praktischer Zwecke, sodass auch eine hoch technisierte

Medizin ihrer Bestimmung nach eine praktische Wissenschaft bleibt (dazu Kapitel 3 Forschung für den Menschen). Doch lassen sich technische Handlungen von praktischen Handlungen dadurch unterscheiden, dass sie auf die Herstellung von etwas auf ein "Werk" bezogen sind – etwa die Herstellung einer bestimmten blut-physiologischen Konstellation bei einer Dialyse oder die (Wieder-)Herstellung eines gebrochenen Knochens usw. Für die korrekte Ausführung von technischen Handlungen lassen sich Regeln angeben: In der gleichen Weise, wie die Programmierung eines Autobordcomputers anhand einer technischen Gebrauchs- oder Installationsanweisung ausgeführt werden kann, ist auch die Programmierung eines Herzschrittmachers oder eines Dialysegerätes mithilfe einer Anleitung möglich. Auch die korrekte Dosierung eines Medikaments entnimmt der Arzt einer Art Gebrauchsanweisung, d. h. dem Beipackzettel.

Die Zunahme „medizintechnischer Serviceleistungen" wird von vielen Autoren kritisch beurteilt. Vielfach wird dabei der Eindruck erweckt, als würde die Technisierung zwangsläufig alle anderen Aufgaben des Arztes verdrängen. Sicher ist diese Befürchtung übertrieben, doch wird zurecht darauf verwiesen, dass tendenziell die technische Seite der Medizin zu Lasten der beratenden stärker verfolgt wird; unter anderem wohl deshalb, weil wenigstens in Deutschland die technische Medizin besser vergütet ist. Langfristig könnte eine Technisierung vieler Bereiche der Medizin durch Assistenzsysteme aber sogar eine Chance für die beratende Medizin sein (Kapitel 6 Maschinenmedizin). Ist man der Auffassung, dass der Arzt nicht gegen die Entscheidungen des Patienten handeln darf und möglichst die Präferenzen des Patienten respektieren soll, dann folgt daraus, dass dem Patienten wenigstens bei der Bestimmung der Zwecke der ärztlichen Behandlung eine tragende Rolle zukommt. Oft wird der Patient sich über seine Zwecke aber nicht im Klaren sein: Nur die wenigsten Menschen legen sich im Voraus ein gut sortiertes Zweck-Kataster zurecht für den Fall, dass sie möglicherweise schwer erkranken (genau genommen, bedürfte es vieler solcher Zweck-Kataster, je nachdem welche Erkrankung mit welcher Schwere und Prognose auftritt). So dürften etwa die wenigsten Patienten, bei denen eine schwere Krebserkrankung diagnostiziert wird, bei Diagnose schon eine klare Präferenz für eine kurative oder eine palliative Behandlungsstrategie haben.

Die Aufgabe, die eigenen Präferenzen bezüglich möglicher Behandlungsoptionen zu sortieren, ist anspruchsvoll – zumindest bei schweren und/oder chronischen Krankheitsverläufen mit ihren häufig phasenhaft auftretenden und vielschichtigen emotionalen Begleiterscheinungen. Was oben als beratendes ärztliches Handeln eingeführt wurde, lässt sich nun rekonstruieren als eine vom Patienten erbetene Hilfestellung bei der individuellen (Rest-)

Lebensplanung des Patienten. Gerade dann, wenn der Patient keine Vorüberlegungen zum Umgang mit einer Krankheit angestellt hat, dürfte die Berufserfahrung des Arztes und seine durch Erfahrung geschulte Urteilsfähigkeit hilfreich sein, etwa indem der Arzt dem Patienten mögliche Optionen für den Umgang mit der Erkrankung vorstellt und mit ihm – immer relativ zu den sich herauskristallisierenden Präferenzen des Patienten – diskutiert und bewertet.[5]

Angesichts einer existenziellen Krise kann es für einen Patienten also durchaus vorteilhaft sein, auf die Beratung durch seinen Arzt zu hoffen. Das bedeutet aber weder, dass er die zu treffenden Entscheidungen dem Arzt überlassen muss, noch bedeutet es, dass der Patient nur dann auf die Beratung durch den Arzt zurückgreifen kann. Aber gerade das Beispiel der existenziellen Krise zeigt, dass vom Arzt spezifische Leistungen erwartet werden, die in dieser Form in anderen Lebensbereichen nicht benötigt werden.

1.4 Ärztliche Urteilskraft

Wenn das beratende Handeln den Kernbestand ärztlichen Handelns bildet, stellt sich die Frage, welche Fähigkeit es dem Arzt ermöglicht, beratend zu handeln beziehungsweise dies besser zu tun als etwa die Angehörigen des Patienten. Die Beratung eines Patienten ist immer auf die besonderen Umstände des Patienten und seiner Krankheit ausgerichtet. Es ist charakteristisch für den Einzelfall, dass es kein Verfahren, keinen Algorithmus gibt, mit dessen Hilfe sich das korrekte Vorgehen für diesen Einzelfall berechnen oder ableiten ließe. Die Fähigkeit, die dem Arzt die Urteilsbildung im je konkreten Einzelfall ermöglicht, ist die Urteilskraft.

Das Konzept der Urteilskraft zeigt semantische Überlappungen mit den Begriffen 'Phronesis' und 'Iudicium', sodass eine begriffsgeschichtliche Einordnung angebracht erscheint. Die 'Phronesis' (Klugheit) gehört in der Antike, besonders bei Aristoteles zu den Tugenden: Klugheit bezeichnet damit nicht nur ein bestimmtes (Urteils-)Vermögen, sondern mehr noch eine bestimmte Haltung oder Einstellung, die sich auch in entsprechendem Verhalten zeigt.

Erst Kant differenziert explizit zwischen der 'Urteilskraft' und dem Ergebnis ('Urteil') der Ausübung dieses Vermögens.[6] Die Urteilskraft ist nach Kant unter anderem am Werk, wenn es um den "gesunden Menschenverstand" geht, die Bewertung moralischer Handlungen und – für diese Arbeit besonders relevant – in den praktischen Wissenschaften. Die Urteilskraft ist notwendig an jedem Urteil, das gefällt wird, beteiligt, denn Regeln und Begriffe können sich nicht selbst anwenden. Das bedeutet auch, dass mit der 'ärztlichen Urteilskraft' keine besondere Fähigkeit bezeichnet ist, die exklusiv nur Ärzten zukommt.

Jedermann ist im Besitz und nutzt die Urteilskraft – die Unterschiede liegen lediglich wie bei allen geistigen Fähigkeiten im spezifischen Training und dem Grad, in dem das vorhandene Fachwissen an Erfahrung geschult ist. Statt als Subsumtion eines Einzelfalls unter eine Regel ließe sich die ärztliche Tätigkeit sicherlich auch als Einordnung des Zustandes eines Patienten in eine Klassifikation rekonstruieren. Unter beiden Rekonstruktionen bedarf es jedenfalls immer einer geistigen Leistung: sei es eine Subsumtionsleistung oder eine Klassifikationsleistung.

In theoretischen Wissenschaften wie der Mathematik oder Physik ist die Bedeutung der Urteilskraft eher gering. Weil die theoretischen Wissenschaften in ihrem terminologischen Aufbau auf Explizitheit und Eindeutigkeit ausgerichtet sind, ist geradezu eines ihrer charakteristischen Merkmale, dass die dort verwendeten Regeln leicht anzuwenden sind, sodass vielfach keine Uneinigkeit besteht, welche Regel anzuwenden ist und ob ein Einzelfall unter die Regel fällt oder nicht. Auch wenn es sicherlich graduelle Unterschiede zwischen den einzelnen Disziplinen und Forschungsfeldern der theoretischen Wissenschaften gibt, so spielt dort die Urteilskraft doch stets eine geringere Rolle als in den praktischen Wissenschaften, für deren Vorgehen sie wesentlich bleibt. Dies ist vermutlich auch ein Grund dafür, dass die Urteilskraft in der Wissenschaftstheorie, die überwiegend eine Wissenschaftstheorie der theoretischen Wissenschaften ist, wenig beachtet wird (sieh dazu ausführlicher Kapitel 3 Forschung für den Menschen).

Auch für die klinische Medizin ist die ärztliche Urteilskraft von großer Bedeutung. So heißt es schon bei Kant:

> Ein Arzt ... kann viel schöne pathologische ... Regeln im Kopfe haben, in dem Grade, dass er selbst darin gründlicher Lehrer werden kann, und wird dennoch in der Anwendung derselben leicht verstoßen, entweder, weil es ihm an natürlicher Urteilskraft (obgleich nicht am Verstande) mangelt, und er zwar das Allgemeine in abstracto einsehen, aber ob ein Fall in concreto darunter gehöre, nicht unterscheiden kann, oder auch darum, weil er nicht genug durch Beispiele und wirkliche Geschäfte zu diesem Urteile abgerichtet worden.[7]

Es bleibt oft ein mehr oder weniger großer Ermessensspielraum, innerhalb dessen der Arzt zwischen verschiedenen Handlungs- Empfehlungen wählen muss. Allerdings lässt sich entlang der Unterscheidung von technischen und beratenden ärztlichen Handlungen differenzieren: Bei technischen Handlungen, etwa der sachgerechten Programmierung eines Dialysegerätes, ist selten strittig, wie genau zu verfahren ist. (Für diese Fälle gibt es dann häufig

Richtlinien, die den aktuell gültigen Stand des medizinischen Wissens wiedergeben.) Damit kommt bei technischen Handlungen der Urteilskraft nur eine geringe Rolle zu. Anders dagegen bei den beratenden Handlungen – etwa der adäquaten Behandlungsstrategie für einen schwer krebskranken Patienten: hier gibt es eine Vielfalt möglicher Handlungsoptionen und nur wenige allgemeine Regeln, an denen der Arzt sich orientieren kann. Die Beratung eines Patienten wird daher auch die Urteilskraft des Arztes in viel höherem Maße in Anspruch nehmen als technische Handlungen am Patienten.[8]

Die bisherigen Überlegungen legen nahe, dass es für das Verständnis der Interaktion von Arzt und Patient hilfreich ist, auf die Leistungen der ärztlichen Urteilskraft, insbesondere im Rahmen der Beratung des Patienten, hinzuweisen. Dabei sollte aus dem Gesagten deutlich geworden sein, dass es sich bei der Urteilskraft nicht um ein mystagogisches Vermögen handelt, durch das auf unerforschlichen Wegen Urteile generiert werden. Insbesondere bedeutet der Verweis auf die Leistungen der ärztlichen Urteilskraft nicht, dass dadurch dem Arzt eine Entscheidungsbefugnis eingeräumt wird. Wenn es für den Patienten gute Gründe gibt, die Beratungsleistungen des Arztes in Anspruch zu nehmen, ist dies erstens seine eigene Entscheidung und entbindet zweitens den Arzt nicht davon, die Gründe für seine Urteilsfindung dem Patienten und im Konfliktfall auch Dritten – etwa einem Gericht – offen zu legen.

Als Beleg dafür, dass es sich bei der Leistung der Urteilskraft nicht um ein „Fischen im Trüben" mit unklarem Nutzen handelt, lassen sich auch neuere Entwicklungen in der Entscheidungspsychologie heranziehen: danach verwenden Entscheider in Situationen, in denen viele sich verändernde Parameter berücksichtigt werden müssen, eine sogenannte |fast and frugal heuristics| (schnelle und einfache Entscheidungsfindung). Bislang hatte man eher versucht, Entscheidungsprozesse mithilfe von (mathematischen) Modellen nachzubilden. Solche häufig komplexen Modelle lassen sich auch für die Medizin nutzbar machen und können zu einer Verbesserung der klinischen Entscheidungsfindung führen.[9] Allerdings ist der Umgang mit solchen Modellen im klinischen Alltag eher aufwendig und vor allem gehen wir im Alltag wie auch in der Medizin meistens anders vor. Wir treffen Entscheidungen meist nicht so, dass wir alle für eine Entscheidung relevanten Parameter auflisten, deren Vorliegen empirisch feststellen und dann mit welchem Algorithmus auch immer ausrechnen, welche Entscheidung die richtige ist. In vielen alltäglichen Situationen, in denen wir nur eine begrenzte Zeit für eine Entscheidung haben, wäre das auch eher unpraktisch. Sehr viel häufiger treffen wir Entscheidungen intuitiv aus dem Bauch heraus. Was für unsere alltäglichen Entscheidungen zutrifft, gilt auch für die ärztliche Entscheidungsfindung: Nur dürften sich Ärzte wesentlich schwerer damit tun, ihre Entscheidungen mit einer Intuition (oder ihrer Urteilskraft) zu begründen. Denn Intuitionen können eben auch in die Irre führen. Die Idee einer Intuitionswissenschaft ist im Wesentlichen die Entwicklung von Faustregeln. Dazu werden intuitive Bauchentscheidungen in der Praxis getestet und nötigenfalls durch empirische Befunde weiter entwickelt. Die daraus sich ableitenden Faustregeln stellen eine schnelle und einfache Entscheidungsregel dar, die gut zur natürlichen Arbeitsweise unseres Denkens passt und zudem durch empirisch gesichertes Wissen robuster gemacht wird. Auf dieser Grundlage sollte sich eine tragfähige Explikation der Urteilskraft insbesondere im Rahmen der Beratung des Patienten entwickeln lassen, denn auch hier haben wir es mit variablen Parametern (der fortschreitenden Krankheit des Patienten und seinen sich eventuell verändernden Zwecken), begrenztem Zeitbudget und relativ dazu beschränkten kognitiven Kapazitäten zu tun. Darüber hinaus ist dieser entscheidungstheoretische Ansatz, wie gesagt, auch einer empirischen Prüfung zugänglich, sodass der Vorwurf, bei der Urteilskraft handele es sich um eine mystagogische Fähigkeit an Überzeugungskraft verliert. Schließlich lässt sich aus diesen Überlegungen ein Modell entwickeln, um einer künstlichen Intelligenz eine entsprechende Kompetenz zu programmieren (Kapitel 6 Maschinenmedizin).

1.5 Die medizinische Sprache

Die Sprache der Medizin, wie sie auf den Krankenhausfluren und in den Arztpraxen gesprochen wird, ist selten ein Hort besonders hohen literarischen Niveaus und feingeistiger Unterscheidungen. Natürlich muss sie das auch nicht sein, denn sie ist eine Fachsprache, die vorwiegend der effizienten Kommunikation der medizinisch Tätigen dient. Aber auch die Sprache der Medizin ist nicht wertfrei. Redeweisen, die in der Praxis kaum auffallen, können subtil normative Einstellungen transportieren und bei genauerer Betrachtung zum Beispiel paternalistische Einstellungen gegenüber dem Patienten offenbaren. Eine solche bedenkliche Redeweise ist etwa die von der 'Betreuung' eines Patienten.[10] Die Betreuung hat ihre Wurzeln in der 'Treue'. Treue kann man schwören und einfordern, man kann sie achten oder brechen. Immer aber ist die Treue etwas, das zwischen Menschen eine Verbindung schafft. Und wie es mit menschlichen Bindungen eben so ist, können diese auch wieder irgendwie verschwinden oder mehr oder weniger absichtlich zerstört werden. Die 'Treue' und 'treu zu sein' wird in der Regel als Tugend und als moralisch wünschenswert erachtet. Im Gegensatz zur Treue liegen die Dinge bei der Betreuung deutlich anders. Jemanden zu betreuen hat nur noch wenig mit einer zwischenmenschlichen Bindung, die Menschen jeweils miteinander eingehen, zu tun. Die Betreuung lässt dem Betreuten kaum Handlungsspielraum mehr offen. Die Betreuung ist nahezu total und macht den Betreuten zum Objekt. Während man aus seiner Treue noch gewisse moralische Berechtigungen ableiten kann, ist der zum Objekt degradierte Betreute ja gar nicht in der Position, Ansprüche zu stellen. Dennoch färbt die Tugendhaftigkeit der Treue auf die Betreuung ab. Zur Illustration werfen wir einen Blick auf die moderne Kundenbetreuung, wie sie in vielen großen Unternehmen üblich geworden ist. Ein Kunde, der ein Problem mit einem bei einem Unternehmen erworbenen Produkt oder einer Dienstleitung hat, wendet sich also an das Unternehmen, genauer an die Abteilung für Kundenbetreuung. Einen menschlichen Ansprechpartner bekommt er meiner Erfahrung nach eher selten. Stattdessen wird er auf vorgegebenen engen Pfaden durch ein Dickicht von Informationen geführt, das allem Anschein nach mehr dazu dient, die Erwartungshaltung des Kunden passend zum Produkt zu formen, als ihm zu helfen, sein Problem mit dem Produkt zu lösen. (Allerdings ist auch die Erwartungshaltung manches Kunden sicher übersteigert, sodass es angebracht ist, mäßigend auf ihn einzuwirken.)[11] Gibt der Kunde nicht schnell genug auf, landet er oft genug in kafkaesken Endlosschleifen, in denen er von einem programmierten Bot zum nächsten weitergeleitet und von dort wieder zurück und dabei die immer gleichen und vor allem nie hilfreichen Ratschläge bekommt. Ein Kunden-Dienst, also ein Dienst, dem man dem Kunden schuldet, weil er ein Produkt gekauft hat und dafür erwarten kann, dass man ihm hilft, die Frage zu beantworten, die er gestellt hat, existiert kaum noch und wirkt eher wie eine Absurdität aus längst vergangenen Zeiten. Allerdings gibt es hier aber auch Anstrengungen, gerade in großen Tech-Firmen die Kundenbetreuung durch die weitere Digitalisierung vieler Prozesse zu verbessern. Davon sind Behörden und auch die Bürokratie im Gesundheitswesen noch sehr weit entfernt.

In der Medizin kennen wird die gesetzlich angeordnete Betreuung von Personen, die ihre Angelegenheiten nicht selbst regeln können. Lange Zeit sprach man von einer Entmündigung, aber um das Selbstbestimmungsrecht des Individuums zu stärken, wurde in Deutschland 1992 das Betreuungsrecht geschaffen. Die Änderung der Sprachregelung von der Entmündigung hin zur Betreuung soll einen stärkeren Schutz der Interessen der betreuten Person sicherstellen; zumal dem Betreuer explizit aufgegeben ist, die Interessen des Betreuten so weit wie möglich zu berücksichtigen. Die neue Sprachregelung mag juristisch eine Verbesserung sein. Gleichzeitig sollte sie aber auch eine Warnung vor dem semantischen Sumpf sein, dem man gefährlich nahekommt, wenn man im medizinischen Alltag von Patienten-Betreuung spricht. Natürlich meint nicht jeder, der einen Patienten medizinisch betreut, dass er (wie in der juristischen Betreuung) anstelle des Patienten entscheiden soll. Aber Sprache ist nicht folgenlos, Sprache ist die Software des Denkens, und was und wie man sie programmiert hat unter anderem Einfluss darauf, wie wir uns und andere sehen und unsere Beziehungen zu ihnen gestalten. Statt von der Betreuung von Patienten zu reden, sollte man daher vielleicht besser von der Beratung sprechen als einer vom Patienten erbetenen Hilfestellung bei der individuellen Lebensplanung.[12] Diese Formulierung lässt jedenfalls ein breites Spektrum von Handlungsmöglichkeiten vor allem für den Arzt zu, dass von der bloßen technischen Umsetzung des Patientenwunsches bis hin zur quasi stellvertretenden Entscheidung für den Patienten – wenn letzterer das wünscht – reicht.

1.6 Das Selbstbestimmungsrecht als liberales Projekt

Ich bin in einem demokratischen, liberalen Rechtsstaat aufgewachsen und habe eine liberale Gesellschaftsauffassung. Zentral für diese Position ist das individuelle Recht, Entscheidungen selbstbestimmt zu treffen, solange er nicht anderen durch seine Handlungen einen nicht trivialen Schaden zufügt. Für die Medizin bedeutet dies, dass Entscheidungen über die Behandlung eines Patienten nicht ohne dessen Einwilligung getroffen werden dürfen. Die Begründung für die Entscheidungsfreiheit des Patienten findet sich aber nicht in der Medizin, sondern in der politischen Philosophie, genauer der Diskussion über die geeignete Organisation einer Gesellschaft. Beginnend mit der Neuzeit und mit wesentlichen Erweiterungen seit der Aufklärung entwickelt sich die als Liberalismus oder auch Republikanismus bezeichnete Konzeption einer Gesellschaft, in der nicht die Freiheitsansprüche des Einzelnen, sondern die Eingriffe in dieselben rechtfertigungsbedürftig sind und die nach der Überzeugung ihrer Anhänger eben darum am besten geeignet ist, sowohl den Wohlstand als auch die individuelle Entwicklung aller ihrer Mitglieder voranzubringen (dazu ausführlicher Kapitel 4 Freiheit, Fortschritt, Medizin). Die Freiheit, seine eigenen Entscheidungen zu treffen, ist das zentrale Ordnungsprinzip zeitgenössischer liberaler Staaten und gilt daher natürlich auch für die Medizin, in der es als das Recht des erwachsenen, normalsinnigen Patienten über die therapeutischen Optionen informiert und auf gar keinen Fall gegen seinen Willen behandelt zu werden, seine Anwendung findet. Allerdings sind mit dieser Auffassung auch bestimmte Konsequenzen verbunden, die die Anhänger liberaler Theorien in den Augen ihrer Kritiker als ich-bezogen und gleichgültig gegenüber dem Schicksal anderer Individuen erscheinen lassen können. Konsequent ausdifferenziert bedeutet nämlich die Freiheit, seine eigenen Entscheidungen zu treffen, immer auch, dass man die falschen Entscheidungen treffen kann und dann mit den Konsequenzen der eigenen Entscheidungen konfrontiert wird, ohne die Verantwortlichkeit dafür abwälzen zu können oder ein Recht auf Hilfe zur Bewältigung der falschen Entscheidung zu haben. Freiheit ist kurz gesagt, immer auch die Freiheit, Fehler zu machen. Wenn also ein Erwachsener beschließt, all sein Geld für Autos auszugeben oder sich selbst zu Tode zu trinken, so kann man dieses Verhalten für unvernünftig und falsch halten, kritisieren, und man kann versuchen, den Betroffenen umzustimmen, aber man kann aus liberaler Perspektive ihm dieses Verhalten nicht ohne Weiteres verbieten. In der medizinischen Praxis führt diese Auffassung dazu, dass das medizinische Personal Patienten-Entscheidungen respektieren muss, auch wenn sie diese Entscheidungen möglicherweise für unvernünftig oder falsch halten. Voraussetzung dafür ist aber, dass der Patient überhaupt zu selbstbestimmten Entscheidungen fähig ist. Zu den Umständen, die auf eine eingeschränkte oder fehlende Entscheidungsfähigkeit hindeuten, zählen etwa starke kognitive oder emotive Störungen und physischer oder psychischer Zwang durch Dritte. Mangelnde Aufklärung des Patienten, etwa über die Folgen einer bestimmten Operationsmethode, kann bei prinzipiell vorhandener Entscheidungsfähigkeit deren Ausübung verhindern.

Wenn ein Patient zum Beispiel eine bestimmte medizinische Behandlung ablehnt, auch wenn dies die einzig mögliche, vielleicht sogar lebensrettende Behandlung sein sollte, dann muss – vorausgesetzt es liegt, wie erläutert, keine relevante Einschränkung der Entscheidungsfähigkeit vor – diese Entscheidung akzeptiert werden. Aus dieser liberalen Grundhaltung ergibt sich, dass das Recht auf Entscheidungsfreiheit für denjenigen, der dieses Recht über sich hat, wichtiger sein kann als das eigene Leben. Dann sollte das oberste Ziel der Medizin aber nicht sein, um jeden Preis Leben zu retten, sondern sollte vorrangig dem Ziel dienen, den Präferenzen des Patienten nach Möglichkeit nachzukommen. Es gibt aber keine Verpflichtung für den Arzt Beliebiges, was der Patient fordert, auch umzusetzen. Gründe dafür können medizinische oder moralische Bedenken sein, aber auch Vorgaben von Krankenkassen oder der Krankenhausleitung. In solchen Fällen wird man versuchen, einen Kompromiss zwischen den Präferenzen des Patienten und den Handlungsvorgaben des Arztes herzustellen.

Aus liberaler Sicht ist also die Freiheit des Individuums sein größtes Gut, über das er frei verfügen darf, solange er nicht die Freiheit der anderen einschränkt. Konsequent zu Ende gedacht schließt diese Freiheit auch die Verfügung über das eigne Leben mit ein. Wenn jemand ins Wasser springt, und bei stürmischer

See unter eigener Lebensgefahr den Versuch unternimmt, einen Schiffbrüchigen zu retten, nimmt er sich die Freiheit, sein Leben aufs Spiel zu setzen. Ist er erfolgreich, wird der Retter dafür von seinen Mitbürgern nicht gescholten, sondern gefeiert, wenn er bei dem Rettungsversuch selbst ums Leben kommt, geehrt. Der terminal kranke Patient, der den Wunsch nach Sterbehilfe äußert, ist natürlich in einer ganz anderen Position. Der vielleicht wichtigste Unterschied ist, dass er sein Leben nicht für jemand anderes opfert, sondern für sich. Aber der entscheidende Punkt mit Blick auf den Liberalismus ist, dass das Individuum gerade nicht rechtfertigen muss, was es aus seiner Freiheit macht. Auch wenn ich dem inhaltlich voll zustimme, ist das Argument, dass immer nur auf die Freiheit des Individuums pocht, in dieser puristischen Ausstattung vielleicht auch nur in einer Gesellschaft aus lauter philosophisch geschulten Liberalen ausreichend, um den Umgang miteinander zu regeln. In der Wirklichkeit, in der wir uns bewegen, sind aber sicher nicht alle Individuen willens oder fähig, ständig alles selbst zu durchdenken. Möglicherweise überfordert der Liberalismus in seiner puristischen Variante viele Individuen. Nicht jeder hat die Bildung, die Zeit oder auch den streitbaren Charakter, ständig die eigene Einstellung zu durchdenken und zur Geltung zu bringen. Große Teile unseres Lebens laufen vor der Folie tradierter Moralen ab, die „gebrauchsfertige" Handlungsschemata als Maßstab und Orientierung anbieten. Und hier greift ein Liberalismus zu kurz, der nicht in Erwägung zieht, dass totale Freiheit für manchen schlicht eine Überforderung darstellt und ein fester Rechtsrahmen, der bestimmte Werte kollektiv zur Geltung bringt, auch Handlungssicherheit, Zugehörigkeit und gar Geborgenheit vermitteln kann. Dieser Hinweis darauf, dass die wenigsten Menschen moralisch perfekt sind, spricht nicht gegen den Liberalismus, sondern gegen einen moralischen Rigorismus, der eine ethische Theorie konsequent anwendet ohne Rücksicht kontextuelle Besonderheiten und empirische Rahmenbedingungen.

Veränderte gesellschaftliche Rahmenbedingungen lassen auch das Arzt-Patient-Verhältnis nicht unberührt. Der Einfluss der Gesellschaftsordnung auf das Arzt-Patient-Verhältnis ist dabei ein allmählicher. Umdenken braucht Zeit. Bei manchen Debatten, wie etwa der Sterbehilfe-Debatte, kommen die liberalen Argumente mit einer Verspätung von fünfzehn bis zwanzig Jahren nun langsam in der (politischen) Öffentlichkeit an.[13] Diese allmähliche Verbreitung von Argumenten ist ein weiteres Zeichen dafür, dass die Medizin und insbesondere das Arzt-Patient-Verhältnis kein Fremdkörper in der Gesellschaft sind, sondern ein gewachsener Bestandteil derselben, der sich mit dieser weiter entwickeln wird.

KAPITEL 2

Menschenbilder

2.1 Der defekte Körper und der leidende Patient

Wenn ich auf meine Hände schaue, die mir aufgrund einer neurodegenerativen Erkrankung gerade mal wieder den Dienst versagen und in nutzlosen Bewegungen sich erschöpfend neben mir im Sessel liegen, dann betrachte ich meine Hände beziehungsweise das für die eingeschränkte Funktion meiner Hände verantwortliche Hirnareal zunächst als kaputtes Körperteil. Und ganz ähnlich, wie ich mein Fahrrad mit einer hakenden Gangschaltung zur Werkstatt bringe und es reparieren lasse, gehe ich mit meinem kaputten Körperteil zum Neurologen in der Hoffnung, dass er es therapieren (reparieren) oder wenigstens symptomatisch behandeln (notdürftig wieder in Gang setzen) kann. Aufs Ganze gesehen ist der Mensch in dieser Sichtweise eine schlecht konstruierte Maschine, für die die medizinische Forschung nach Reparatur- und Ersatzmöglichkeiten sucht.

Wenn die Krankheit, an der ich leide, allerdings schwerere und dauerhafte Schäden an meinem Körper verursacht, dann wird über kurz oder lang meine gewohnte Lebensführung und vielleicht sogar meine Existenz infrage gestellt. Die Herausforderung, vor der der Kranke steht, betrifft dann unter Umständen nicht nur einzelne Körperteile, die nicht mehr störungsfrei arbeiten, und Funktionen des Körpers, die teilweise ausfallen. Es betrifft seine Person als Ganzes, seine Individualität. Schwere Leiden wie Krebs, Schlaganfall oder manche chronische Erkrankungen stellen oft die ganze Lebensplanung infrage: Kann die Karriere fortgesetzt werden? Ist die Familienkonstellation robust genug, der zusätzlichen Belastung standzuhalten? Ist man finanziell abgesichert – auch mit Blick auf eigene Kinder? Und vielleicht am wichtigsten: Wie geht man persönlich mit diesen Herausforderungen um? Man kennt sich selbst ja gewissermaßen schon seit Jahrzehnten und es wäre alles andere als verwunderlich, wenn Schwierigkeiten bestehen, sich an die neue Situation, die den eigenen Entfaltungsspielraum unter Umständen erheblich einschränkt, anzupassen. Dieser Blick auf den ganzen Menschen scheint mit dem Erfolg der modernen Medizin vielerorts hintangestellt worden zu sein. Das moderne Gesundheitswesen ist so vielfältig, dass es ungerechtfertigt wäre, zu behaupten, nirgendwo würde mehr auf den ganzen Menschen geachtet und niemand wolle das ändern. Die Palliativmedizin, also derjenige Zweig der Medizin, der sich der Behandlung todkranker Patienten in ihrem letzten

Lebensabschnitt widmet, ist geradezu ein Musterbeispiel für einen ganzheitlichen Ansatz. Dass jedoch Einrichtungen für Palliativmedizin in Deutschland flächendeckend in ausreichendem Maße vorhanden wären, scheint mir nicht der Fall. Und auch die Integration palliativmedizinischer Methoden in die Abläufe in Krankenhäusern der Regelversorgung ist meiner (begrenzten) Erfahrung nach eher dürftig.

Die Diagnose meiner eigenen Erkrankung war nach der klinischen Untersuchung zwar nicht zweifelsfrei gesichert, aber doch sehr wahrscheinlich, die endgültige Feststellung sollte daher regelkonform über eine radiologische Untersuchung erfolgen. Der Neurologe stellte mir die Überweisung zum Radiologen aus und rief mir, als ich schon fast aus seinem Zimmer war, nach: „Diese Untersuchung machen wir nur zur Sicherheit. Wahrscheinlich ist da nix." Er wusste, dass das gelogen war, und ich wusste es auch. Aber immerhin hatte er versucht, mich aufzubauen und sei es nur für eine kurze Zeit. (Die kurze Zeit dauerte dann übrigens ein halbes Jahr, in dem ich mich weigerte, die Konsequenzen aus meinem Zustand zu ziehen und die endgültige Diagnose herbeizuführen, ohne die es natürlich auch keine Therapie gab.) Ganz anders beim Radiologen, den ich schlussendlich aufsuchte. Nach der Untersuchung wurde ich in sein Zimmer gebeten und er teilte mir kurz und knapp mit, das Ergebnis der Untersuchung sei auffällig und ich möge das doch bitte mit meinem Neurologen besprechen. Auch auf mehrfaches Nachfragen war er nicht bereit, mir Näheres zu sagen. Das kommt mir ungefähr so vor, als würde eine Gynäkologin ihrer Patientin mitteilen, der Schwangerschaftstest zeige zwei Streifen, ihr aber nicht sagen, dass sie schwanger ist. (Ausdrücklich sei aber darauf hingewiesen, dass ich aus meiner persönlichen Erfahrung nicht schlussfolgere, dass das komplette Gesundheitswesen den ganzen Menschen vergessen habe. Möglicherweise sind es auch die Strukturen im Gesundheitswesen, die es schwer machen, eine ganzheitliche Perspektive umzusetzen.)

Es gibt in der Medizin also verschiedene Arten und Weisen, den kranken Menschen, der sich im Medizinbetrieb befindet, zu betrachten und anzusprechen: als Menschen mit subjektiven Wünschen und Beschwerden oder als defekte Maschine, die bei der Fehlersuche zum bloßen Objekt der Untersuchungen wird.

2.2 Die neuen Wissenschaften prägen ein neues Weltbild

Die Vorgeschichte dieser Kontroverse reicht weit zurück bis zur Entstehung der neuen Wissenschaften, insbesondere der Mechanik und der Optik gegen Ende des sechzehnten Jahrhunderts. Sie ermöglichen es in bis dahin kaum vorstellbarer Weise, die Welt um uns herum zu untersuchen. Das Teleskop etwa brachte weit entferne Objekte ganz nah an den Betrachter – zumindest optisch. Das Mikroskop erlaubte es, winzige bis dahin unsichtbare Strukturen zu erkennen. Das Bild von der Welt wurde dadurch nicht nur detailreicher, sondern manche tief verwurzelte Überzeugung wurde brüchig – wie etwa der Glaube, dass die Erde der Mittelpunkt des Universums ist und außerdem flach. Wenn der Mensch nicht mehr der von Gott privilegierte Bewohner einer Scheibe im Mittelpunkt des Universums war, über der jemand ein Himmelszelt aufgespannt und die Sterne an ihm befestigt hatte, sondern auf einem durch das Weltall rasenden Felsbrocken saß, welche Stellung kam dem Menschen dann in diesem neuen Universum zu? Selbst die Idee der Sonderstellung des Menschen bekam zusehends Risse, um dann durch die moderne Evolutionstheorie in die Ideengeschichte verabschiedet zu werden.

Die spektakulären Ergebnisse der Wissenschaften waren das eine, das andere aber war der Anspruch der Naturwissenschaften, direkt im Buch der Natur lesen zu können. Daher leiteten sie auch die Gültigkeit ihrer Untersuchungen ab. Es war keine Theologie mehr nötig und auch keine spekulative Naturphilosophie, um etwas über die Zusammenhänge in der Welt herauszufinden. Man ging in die Natur oder holte sie sich ins Labor. Im Prinzip konnte jedermann solche Forschungen betreiben. Die Wissenschaftler zeichneten ein neues Bild der Welt, in dem Gott nicht unbedingt eine tragende Rolle spielte und schließlich selbst zur Hypothese wurde.

Spätestens mit der industriellen Revolution im 19. Jahrhundert wurden Wissenschaft und Technik zu den treibenden Faktoren der Menschheitsentwicklung. Ganze Gesellschaften wurden innerhalb weniger Generationen umgekrempelt. Und auch die Umwelt für jedermann sichtbar durch Technik verändert – etwa durch die Eisenbahn. Möglicherweise war das Verschwinden der durch die neuen Techniken wie die Dampfmaschine überflüssig gewordenen, bisher genutzten Techniken, etwa vieler Windmühlen oder des pferdegetriebenen Transports samt seiner Zulieferindustrie der wahrnehmbarere Effekt.[14] Die Wissenschaften entzauberten die Natur, zerlegten sie in immer kleinere Arbeitspakete und entwarfen mit diesem methodischen Vorgehen ein immer detailreicheres Modell der belebten und unbelebten Natur. Der Erkenntnisfortschritt war enorm. Aber nicht nur das: Auch die Möglichkeiten, in die Natur zu intervenieren, sie planvoll menschlichen Zwecken gemäß zu verändern, wurden immer zahlreicher und die Eingriffstiefe wurde immer größer.

Die vorwissenschaftliche Medizin war, wie in der Einleitung schon erläutert, in weiten Teilen kaum erfolgreicher als die zahlreichen Wunderheiler, Kräuterfrauen und all die anderen, die sich auf dem antiken und mittelalterlichen

„Gesundheitsmarkt" drängten. Es war daher naheliegend, dass sich auch die Medizin an den neuen Wissenschaften orientierte, um ihren Zustand zu verbessern. Den Anfang machte die Anatomie ab etwa der Mitte des sechzehnten Jahrhunderts und später die Physiologie. Im achtzehnten und neunzehnten Jahrhundert hielten dann auch Physik, Biologie und Chemie Einzug in die medizinische Forschung. In den ersten Jahrhunderten der wissenschaftlichen Medizin blieben die großen therapeutischen Erfolge noch aus, doch dann begann ab etwa 1850 ihre eigentliche Erfolgsgeschichte. In den letzten gut 150 Jahren aber hat die Medizin dann beeindruckende Fortschritte in der Behandlung gemacht. So hat etwa die Bakteriologie die Grundlagen für die Bekämpfung der Infektionskrankheiten geschaffen – durch präventive Maßnahmen wie den systematischen Aufbau einer Kanalisation und andere hygiene-medizinischer Maßnahmen in den 1890er-Jahren. Die Pharmakologie ermöglichte unter anderem durch die Behandlung mit Antibiotika seit den 1940er-Jahren bis dahin oft tödlichen Infektionskrankheiten, zum Beispiel der Lungen und Hirnhäute, ihren Schrecken zu nehmen. Die Erforschung der Corticoide und Steroide ebnete den Weg zur Behandlung von Krankheiten des Immunsystems. Und die Entschlüsselung der Hirnchemie machte Schmerzen weitestgehend beherrschbar und neurologische Bewegungsstörungen wie Parkinson (in den 1960er-Jahren) überhaupt behandelbar. Aber auch die operierenden Fächer nahmen einen bis dahin nicht gekannten Aufschwung. Mit Einführung der Ätheranästhesie (1840er) wurden längere und umfangreichere Operationen im Prinzip möglich, mit Einführung von effektiven Methoden der Antisepsis einige Jahrzehnte später dann auch sicher machbar. Operationen am offenen Herzen und Transplantationen von Organen wie Leber, Herz und Nieren wurden fast schon zur Routine. Viele moderne Operationsverfahren wären ohne die Anästhesie, vor allem die künstliche Beatmung, überhaupt nicht möglich. Die Entdeckung der Röntgenstrahlen 1895 markiert den Beginn der modernen medizinischen Bildgebung, die heute unter anderem mit der Computer-Tomographie und der Magnetresonanz-Tomografie detaillierte Einblicke in die Strukturen und Funktionen des Körpers erlauben. Die Entschlüsselung des menschlichen Genoms schließlich und die gerade in den letzten Jahren immer präziser werdenden Methoden zur Veränderung genetischer Merkmale sind nur der vorerst letzte Höhepunkt dieser Entwicklung (Kapitel 5 Eine neue Natur?). Mit der zunehmenden Digitalisierung der Medizin deutet sich schon die nächste grundlegende Veränderung an (Kapitel 6 Maschinenmedizin). Je öfter man sich diese Erfolgsgeschichte vor Augen führt, desto beeindruckender ist sie. Zugleich müssen wir aber auch erkennen, dass wir bei vielen Krankheiten allenfalls am Anfang stehen, wenn es um die Behandlung der Krankheitsursachen und nicht nur der Symptome geht.

Insgesamt bleibt die Entstehung der modernen wissenschaftlichen Medizin eine beinahe schon unglaubliche Erfolgsgeschichte. In diesem Sinn lässt sich der Pathologe Naunyn verstehen, der Anfang des 20. Jahrhunderts den viel zitierten Satz prägte: „Die Medizin wird eine Wissenschaft sein oder sie wird nicht sein." Dass die Medizin ein naturwissenschaftliches Fundament brauche, scheint Naunyn und vielen seiner Zeitgenossen also geradezu als zwingend. Bezeichnenderweise spricht Naunyn unmittelbar im Anschluss daran aber auch davon, dass der wissenschaftlich orientierten Medizin anders als den Naturwissenschaften in ihrem forscherischen Enthusiasmus enge Grenzen gesetzt seien. "Humanität und Pietät" müssten gegenüber dem Forschungsobjekt Mensch gewahrt werden. Der Mensch, so lässt sich das interpretieren, soll zwar zum Objekt der medizinischen Forschung werden, aber dem sollen normativ Grenzen gesetzt werden. Was genau hier „Humanität und Pietät" bedeutet und aus welchen Quellen sie schöpfen, kann zunächst außen vor bleiben. Wichtig ist aber die Erkenntnis, dass ein naturwissenschaftlicher Zugriff auf den Menschen sich nicht von selbst rechtfertigt. Darauf werden wir weiter unten wieder zurückkommen.

Einer der ersten neuzeitlichen Versuche, ein Bild vom Menschen im Rückgriff auf die Erkenntnisse der Wissenschaften zu entwerfen, stammt von René Descartes. Er postulierte, dass es zwei Substanzen gebe, nämlich die ausgedehnte und die denkende Substanz (res extensa und res cogitans). Den menschlichen Körper beschrieb Descartes als eine komplizierte Mechanik; ausschließlich bestehend aus res extensa. Und genauso wenig wie sich in einer Uhr ein Bauteil 'Zeit' findet, genauso wenig fand sich ein entsprechendes Bauteil 'Geist' in der Mechanik des Menschen. Damit blieb die Beschreibung des menschlichen Körpers streng mechanistisch.

Aber Descartes wollte ja ein Bild vom Menschen zeichnen und nicht nur von dessen Körper. Also stellte sich dann doch die Frage, wie der Geist in die Maschine kommt. Der Idee nach aber handelt es sich bei der res extensa und der res cogitans um zwei „Substanzen", die nebeneinander bestehen. Irgendwie aber musste die Mechanik ja gesteuert werden. Dieses Problem löste Descartes, indem er annahm, dass an einem bestimmten Ort im Gehirn, der Zirbeldrüse, der Geist auf den Körper einwirke. Aus heutiger Sicht mag Descartes Theorie etwas merkwürdig wirken, aber letztlich ist sein Vorgehen sehr ähnlich zu dem eines heutigen Naturwissenschaftlers, der den Patienten nur als einen biologischen Organismus mit einem Defekt betrachtet, den es zu entdecken und zu reparieren gilt. Den Patienten als Person in den Mittelpunkt zu stellen, wird den Forscher kaum weiterbringen.

Im Menschenbild Descartes', das man auch als kartesischen Dualismus bezeichnet, kommt dem Geist eine eigenständige Existenz zu. Während aber die ausgedehnte Materie vor allem durch den wissenschaftlichen Fortschritt immer genauer untersucht wurde, blieb die denkende Substanz eine flüchtige Sache. Es wundert daher nicht, dass es Versuche gab und gibt, ein Bild vom Menschen zu entwerfen, das den Geist auf die Materie zurückführt bzw. reduziert. Manche Autoren gehen noch einen Schritt weiter, indem sie die Rede vom Geist für fehlgeleitet halten und ein Bild vom Menschen entwerfen, in dem der Geist gar nicht mehr vorkommt. Menschliches Verhalten soll in dieser Sichtweise nur durch Gehirnprozesse erklärt werden. Als Leitwissenschaft dienen dabei die Neurowissenschaften (Siehe dazu auch Kapitel 3 Forschung für den Menschen).

Das materialistische Menschenbild eignet sich allerdings nicht für ein Modell des ärztlichen Handelns. Jedenfalls dann nicht, wenn das Arzt-Patient-Verhältnis als eine Interaktion zwischen gleichberechtigten Partnern rekonstruiert wird, in der der Arzt die Möglichkeit des Patienten, sich frei zu entscheiden, fördert und das Ergebnis dieses Prozesses respektiert.

Ein materialistisches Menschenbild kann die auf freier Entscheidung basierende Arzt-Patient-Beziehung gar nicht einfangen. Das Bild des Menschen als einer reparaturbedürftigen Maschine sieht eine Interaktion zwischen Arzt und Patient gar nicht vor. (Schließlich redet der Mechaniker auch nicht mit dem kaputten Auto; jedenfalls nicht, um die Qualität der Reparaturarbeiten zu verbessern.) Offensichtlich begünstigt dieses Menschenbild eine paternalistische Haltung gegenüber dem Patienten. Auch die Ökonomisierung der Medizin kann zur Vernachlässigung der Patientenperspektive führen, wenn der Patient nicht als leidender Kranker gesehen wird, sondern als möglicher Gewinn, den es zu maximieren gilt.[15]

2.3 Das psychosomatische Menschenbild

Als Gegenbewegung zum materialistischen Menschenbild in der Medizin entwickelt sich in der ersten Hälfte des 20. Jahrhunderts eine medizinische Anthropologie, die das Erleben, das Leiden des Kranken in den Mittelpunkt des Arzt-Patienten-Verhältnisses stellt. So lässt sich etwa die v. Weizsäckersche Anthropologie geradezu als eine Auflehnung gegen die sich immer weiter verbreitende, rein naturwissenschaftliche Sicht auf den Menschen verstehen. Man kann v. Weizsäcker durchaus zustimmen, dass das subjektive Erleben des Kranken in die Beratungen zwischen Arzt und Patient einfließen muss, wenn eine ganzheitliche Behandlung des Patienten beabsichtigt ist. Allerdings steht dieser Ansatz nicht im Gegensatz zur naturwissenschaftlichen Herangehensweise, sondern beide Zugänge zum Menschen sollten einander ergänzen, da sonst aus einem problematischen materialistischen Reduktionismus ein ebenso problematischer psychischer Reduktionismus wird. Darüber hinaus ist die Auffassung v. Weizsäckers, dass das Kranksein den Kranken dazu motivieren sollte, den „Umgang mit sich selbst" und auch den Umgang der „Menschen untereinander" zu kultivieren, schon im Ansatz übergriffig. Zwar dürfte es bei schweren Erkrankungen oft hilfreich sein, wenn der Patient seine Situation gründlich überdenkt und eventuell Veränderungen oder Anpassungen seiner Lebensführung vornimmt. Doch wäre es paternalistisch, wenn der Arzt seinen Patienten zu solchen Überlegungen drängen würde. Auch mag man der Auffassung sein, dass der Umgang der Menschen untereinander, besonders der Umgang mit Kranken verbessert werden sollte. Doch ist auch hier fraglich, ob die Medizin mehr als ein Impulsgeber sein sollte. Ferner kann man v. Weizsäcker darin zustimmen, dass die ganzheitliche Sicht auf den Patienten nicht nur für eine bestimmte Art von Krankheiten, die psychosomatischen Erkrankungen begrenzt werden sollte, sondern in unterschiedlichem Ausmaß auch bei anderen Erkrankungen hilfreich ist. Der ganzheitliche Ansatz sollte immer eine Option im Arzt-Patienten-Verhältnis sein. Letztlich bleibt aber doch der Verdacht, dass v. Weizsäcker seinen Ansatz nicht nur als ein Element des ärztlichen Handelns betrachtet, sondern als das bestimmende Element, das einer umfassenden Reform der Medizin Richtung und Form geben soll. Demgegenüber verliert der naturwissenschaftliche Ansatz stark an Bedeutung. Der Eindruck einer einseitigen Betonung des psychischen Einflusses der Krankheitsentstehung verstärkt sich, wenn v. Weizsäcker die Biografie des Patienten als Schlüssel für das Verständnis der Krankengeschichte betrachtet. Die Kenntnis der Lebensgeschichte eines Patienten mit all ihren Konflikten soll ein wesentliches Element einer schlüssigen Erklärung der Krankheitsgeschichte dieses Patienten sein.

Zweifelsohne tragen Stress und unverarbeitete Konflikte zum Ausbruch oder zur Verschlimmerung von Krankheiten bei. Dementsprechend können Stressabbau und Konfliktbewältigung sinnvoller Bestandteil einer ganzheitlichen Therapie sein. Doch selbst wenn man einen Konflikt wie zum Beispiel berufliche oder private Probleme als Anlass für eine Erkrankung ausmachen kann, so führt die Beseitigung des Konfliktes in aller Regel nicht dazu, dass die Erkrankung verschwindet. Dazu muss man die Krankheitsursache und deren Folgen kennen und behandeln. Wenn zu Recht kritisiert wird, dass ein materialistisches Menschenbild keinen Raum für das subjektive Erleben des Kranken lässt, so verliert die v. Weizäckersche Anthropologie die naturwissenschaftliche Erklärung der Krankheitsursachen aus den Augen und entwickelte so manche wunderliche Blüte. So wurde von manchen Autoren ein enger Zusammenhang zwischen Krankheit und "Sünde" hergestellt. Andere postulieren, dass Krankheit einen Sinn habe; und zwar nicht einen subjektiven, den wir ihr geben, um irgendwie mit ihr fertig zu werden, sondern einen objektiven, der uns von irgendwoher angeheftet wird! Krankheit als naturwissenschaftlich beschreibbarer Prozess wird in dieser Perspektive in den Hintergrund ja fast in die Bedeutungslosigkeit gedrängt. Die berechtigte Kritik an einem rein naturwissenschaftlich geprägten Bild des Menschen droht somit selbst in eine einseitige Anthropologie zu münden. Es handelt sich gewissermaßen um eine überschießende Reaktion, durch die der materialistische Reduktionismus, wenn man so will, durch einen psychischen Reduktionismus ersetzt wird.

2.4 Paternalismus

Die These, dass Krankheit (zu einem großen Teil) das Ergebnis unverarbeiteter psychischer und sozialer Konflikte sei, führt dazu, dass die medizinische Anthropologie den Patienten weniger als Menschen mit einer Krankheit ansieht, sondern als Kranken. Weil Krankheit und Kranksein zudem als Extremsituation betrachtet wird, erscheint eine allgemeine Anthropologie des Menschen damit ungeeignet für eine medizinische Anthropologie. Diese Dramatisierung führt dazu, dass letztlich eine Sonderanthropologie des kranken Menschen entsteht.[16] Wie schon der materialistische Reduktionismus legt auch der psychologische Reduktionismus eine paternalistische Deutung des Arzt-Patient-Verhältnisses nahe. Zwar wird der kranke Mensch nicht mehr nur als kaputte Maschine betrachtet, die repariert werden soll. Stattdessen rückt das Individuum in den Mittelpunkt der Überlegungen. Allerdings neigt die neue Anthropologie dazu, den Kranken immer schon in einer existenziellen Krise zu sehen, die ihn überfordert, sodass er sich in die Betreuung durch seinen Arzt begeben sollte.

Nun findet sich aber auch der gesunde Mensch ständig in Konfliktsituationen wieder, sei es im privaten oder beruflichen Umfeld. Konflikte und die Aufgabe, diese zu bewältigen, gehören daher zum Menschsein und sollten auch in einer nicht medizinischen Anthropologie berücksichtigt werden (Siehe dazu Kapitel 1.2). Darüber hinaus sind viele, vielleicht sogar die meisten Situationen, in denen ein Kranker einen Arzt aufsucht, nicht sonderlich dramatisch für den Patienten. Den Kranken grundsätzlich in einer existenziellen Konfliktsituation zu sehen, erscheint übertrieben. Daher ist weder eine medizinische Sonderanthropologie des Kranken noch eine paternalistische Grundhaltung des Arztes gerechtfertigt.

2.5 Krankheitsanfälligkeit und Sterblichkeit

Zum Menschsein gehört, sich als begrenzt zu erleben: Menschen sind bedürftig, zum Beispiel haben sie Hunger und Durst, sie sind störanfällig, d. h. sie werden krank, und sie sind sterblich. Die Veränderungen im Laufe seines Lebens erlebt der Mensch zudem als Phasenhaftigkeit: Man wird Erwachsen, man altert und so weiter.

Die Überwindung dieser biologischen Grenzen des Menschen ist seit jeher Gegenstand von Hoffnung und Furcht. Der Jungbrunnen etwa, der alle Gebrechen heilen soll, ist ein fester Topos der Kunstgeschichte und Gegenstand unzähliger Gemälde. Heute taucht er standardmäßig in Science-Fiction-Filmen auf, meist als ein an eine Sonnenbank erinnerndes Gerät oder auch als Tank, in den man sich alt und gebrechlich, manchmal schwer verletzt hineinlegt und dem man nach kurzer Zeit vollkommen wiederhergestellt entsteigt. Die Furcht vor der (menschgemachten) Unsterblichkeit hat viel Aufmerksamkeit bekommen. Als Beispiel für die Horrorversion des ewigen Lebens kann Frankensteins Geschöpf genannt werden, eine aus Leichenteilen zusammengebastelte Kreatur, die ob ihrer Unzulänglichkeit teils Entsetzen, teils Mitleid erregt. Sowohl die dystopische als auch die utopische Version von ewiger Jugend und Unsterblichkeit sind aber bislang nicht mehr als fantasievolles Kino, Unterhaltung. Mehr nicht. Bislang.

Die Entstehung und der Verlauf von Krankheiten sind in der Regel komplex und lässt sich nur selten auf einen einzelnen Faktor zurückzuführen. Zwar gibt es monogenetische Erkrankungen, die man im Prinzip durch eine Reparatur des verantwortlichen Gendefekts heilen kann. Allerdings ist die monokausale Verursachung einer Krankheit eher selten. Hinzu kommt, dass für die Entstehung und den Verlauf der meisten Erkrankungen zusätzlich Umweltfaktoren mitverantwortlich sind, die sich vermutlich nur schwer kontrollieren lassen. Unfälle sind ein weiterer Grund dafür, dass eine Zukunft ohne Krankheiten und Sterblichkeit kaum vorstellbar ist. Tatsächlich haben die einschlägigen Schriften zur Lebenskunst, die sich mit der Kürze des Lebens und dem Tod befassen, kaum etwas von ihrer Aktualität verloren, egal aus welchem Zeitalter sie auch stammen. Die Grenzen des Menschlichen scheinen bis auf Weiteres fest gefügt.

Aber spekulieren wir ein wenig. Die Lebenserwartung in Deutschland ist von etwas über 50 Jahren im Jahre 1871 auf 85–90 Jahre heute gestiegen. Die moderne Medizin hat einen nicht geringen Anteil an dieser Entwicklung. Es ist wahrscheinlich, dass das Potenzial der Prävention und präsymptomatischen Diagnose und Therapie von Erkrankungen bei Weitem noch nicht ausgeschöpft ist. Auch die Alterungsprozesse von Zellen werden intensiv untersucht. Daraus könnten sich Möglichkeiten ergeben, den Alterungsprozess des Menschen insgesamt zu verlangsamen. Nehmen wir einmal an, es gelänge auf diesem Weg in den nächsten Jahrzehnten, die Lebenserwartung des Menschen bei optimaler Versorgung und Prävention, um noch einmal 50 Jahre zu steigern. Dann hätten wir eine Lebenserwartung von circa 130 Jahren. Würde das grundsätzlich etwas daran ändern, dass wir uns als begrenzt und sterblich erleben? Nein, wir hätten nur mehr Zeit, um uns damit abzufinden. (Die Unterschiede in der Lebenserwartung sind global betrachtet tatsächlich so groß wie im Beispiel -- allerdings weichen sie nach unten vom westlichen Durchschnitt ab. In vielen afrikanischen Ländern liegt die Lebenserwartung deutlich unter 60 Jahren.) Wenn man allerdings nur als Gedankenexperiment einmal annimmt, die Lebenserwartung ließe sich auf – sagen wir – 500 Jahre erhöhen und nehmen wir weiterhin an, nur eine gewisse, wahrscheinlich sehr kleine und sehr finanzstarke Gruppe von Menschen könnte sich das leisten, dann dürfte die Lebenswirklichkeit der Fünfhundertjährigen und der Achtzigjährigen so stark auseinanderklaffen, dass man vielleicht doch an einem bestimmten Punkt von einer neuen Natur des Menschen sprechen könnte, auch wenn die Sterblichkeit beide Naturen verbindet.[17]

2.6   Wissenschaftliche Umbrüche erzeugen Orientierungsbedarf

Menschenbilder fallen nicht vom Himmel und werden uns auch nicht von der Natur vorgegeben oder gar aufgezwungen. Sie lassen sich aber als Antworten auf bestimmte Fragen der Zeit, in der sie entstanden sind, lesen. Pico della Mirandolas (1463–1494) Anthropologie zum Beispiel charakterisierte den Menschen unter Rückgriff auf die damalige spekulative Naturphilosophie. Eine Naturwissenschaft, auf die er sich hätte beziehen können, gab es noch nicht. Die Hinwendung zur Natur war gleichzeitig ein Abwenden von einem theologisch fundierten Menschenbild, das in der Renaissance zunehmend als autoritär kritisiert wurde.

Der kartesische Dualismus wiederum wendet sich den neuen Naturwissenschaften zu und damit von der spekulativen Naturphilosophie des Mittelalters ab, unter anderem, weil letztere nach Descartes Meinung nach kein sicheres Erkenntnisfundament bieten konnten. Auch das viel kritisierte Bild vom Menschen als defekte Maschine lässt sich wenigstens in Teilen als Antwort auf den unbefriedigenden Zustand der vormodernen Medizin verstehen. Der psychologische Reduktionismus wiederum ist die Antwort auf einen falsch verstandenen materialistischen Reduktionismus. Der bietet zwar Orientierung, wie eine erfolgreiche medizinische Forschung für den Menschen zu organisieren ist, schüttet aber gleichsam das Kind mit dem Bade aus und behandelt auch den Kranken im Arztzimmer als reparaturbedürftige Maschine und nicht als einen Menschen, der an einer Krankheit leidet.

Politische, wissenschaftliche, durch die Natur verursachte Umwälzungen nötigen den Menschen, sein Bild von der Welt und seiner Stellung in ihr von Zeit zu Zeit zu überdenken und gegebenenfalls zu überarbeiten. Der Anthropologie könnte somit die Aufgabe zukommen, zwischen den verschiedenen Zugängen zur Natur des Menschen zu vermitteln – in Anspielung auf Goodman könnte man von den "ways of man-making" sprechen – aus denen es eine zweckmäßige Auswahl zu treffen gilt. Immer in der Absicht übrigens die Orientierung des Menschen, vor allem des kranken Menschen in der Lebenswelt zu erleichtern.

KAPITEL 3

Forschung für den Menschen

Während meiner Studienzeit in London lebte ich in einem Wohnheim der University of London, am Talbot Square in unmittelbarer Nachbarschaft zur Paddington Station und kaum weiter vom Hydepark. Mein Zimmer war etwa 8 m² groß und an Decke und Wänden mit rosa Ölfarbe gestrichen. Das Beste, was man in diesem Zimmer tun konnte, war, sich auf seine Bücher zu konzentrieren. Bei gutem Wetter war ich meist mit einem Buch und Notizblock, damals noch aus Papier, draußen, meistens im Hydepark. Betritt man den Park aus Richtung Paddington Station kommend, stößt man direkt auf ein hübsch angelegtes Areal mit vielen Springbrunnen und Blumen – die Italian Gardens. Inmitten der Anlage steht ein Denkmal für einen, der Großes für die Medizin und die Menschheit geleistet hat: Edward Jenner, der Erfinder der Pocken-Impfung. Ein Held und einer, der für seine Heldentat heute wahrscheinlich seine ärztliche Zulassung verlieren würde.

Die Pocken grassierten Jahrtausende unter den Menschen und verursachten durch ihre schnelle Verbreitung und hohe Sterblichkeit viel menschliches Leid. Heute gelten die Pocken als ausgerottet. Der Grund dafür liegt in der von Jenner entwickelten Impfung und einer weltweiten, konsequenten Impfkampagne durch die WHO in den 1960er und 70er-Jahren. Seit 1979 gilt die Erde als pockenfrei.

3.1   Das Dilemma der medizinischen Forschung

Im Mai 1796 infizierte Jenner den achtjährigen Sohn seines Gärtners mit organischem Material, das von einer Bediensteten kam, die selbst schon die Pocken überlebt hatte. Einige Wochen später infizierte Jenner den Jungen dann absichtlich mit den echten Pocken. Die Tage vergingen und tatsächlich blieb der Sohn des Gärtners gesund. Ganz offenbar war er durch die Vorbehandlung Jenners gegen die Pocken immun geworden.

Aber was nur hatte sich Jenner dabei gedacht, ein gesundes Kind mit den doch bekanntermaßen lebensgefährlichen Pocken zu infizieren? Was man zu Jenners Zeiten über das Immunsystem wusste, war dürftig. Immerhin war bekannt, dass jemand, der die Pocken überlebt hatte, diese kein zweites Mal bekommen konnte. Offensichtlich konservierte der Körper seine Immunantwort und konnte bei Bedarf schnell reagieren. Der Körper hatte gelernt, sich zu verteidigen. Aber nach welcher Art Erreger Jenner suchte – die Viren, zu denen auch der Pockenerreger gehört, wurden erst knapp hundert Jahre später entdeckt – hätte er nicht sagen können. Überhaupt wusste man über das Immunsystem und seine Fähigkeiten nur sehr wenig. Hätte Jenner sein Experiment bei einem heutigen Forschungsethik-Komitee genehmigen lassen müssen, wäre es ihm vermutlich schwer gefallen, eine überzeugende Forschungshypothese zu formulieren und diese mit wissenschaftlich gesichertem Vorwissen zu stützen. Allerdings boten die Variolation – die Inokulation von pockenvirushaltigem Material z. B. aus getrockneten Pusteln – und der Umstand, dass Pocken-Überlebende gegen eine erneute Infektion mit den Pocken immun waren, immerhin einige Anhaltspunkte. Einfach ins Blaue hinein geschossen, in der Hoffnung, man werde schon irgendetwas treffen, hatte Jenner also auch nicht.

Wie er den Probanden für sein Experiment auswählte, ist aus heutiger Sicht allerdings nicht akzeptabel. Sein Proband, ein Kind, hatte gar nicht aus freien Stücken in das Experiment einwilligen können. Zudem war es der Sohn von Jenners Gärtner, der dadurch in einem Abhängigkeitsverhältnis zu Jenner stand. Auch kann man davon ausgehen, dass Jenner kein Aufklärungsgespräch mit dem Kind oder seinem Vater führte. Ein Muster, das sich fortsetzte, als Jenner in einer späteren Wiederholung des Experiments unter anderem seinen eigenen Sohn als Versuchsobjekt benutzte. Auf die Idee, sich selbst zum Objekt eines heroischen Selbstversuchs zu machen, scheint er nicht gekommen zu sein. (Anders etwa als Werner Forßmann, der 1929 den ersten Herzkatheter bei einem Menschen legte – nämlich bei sich selbst – und für seine Pionierarbeit 1956 mit dem Nobelpreis für Medizin ausgezeichnet wurde. Oder Barry Marshall, der sich selbst absichtlich mit dem Bakterium Helicobacter pylori infizierte, um die These zu untermauern, dass eine Magenentzündung bakteriell verursacht sein kann. Er wurde 2005 dafür mit dem Nobelpreis für Medizin geehrt.)

Ob es sich bei Jenners Versuchen nun um die Umsetzung einer gewagten Vermutung durch einen jener furchtlosen Forscher handelt, die nach Karl Popper oft der Grund für bahnbrechende Entwicklungen in den Wissenschaften sind oder doch eher um die „Bastelsucht" (Erwin Chargaff) eines rücksichtslosen Landarztes handelt, der sich nur durch einen glücklichen Zufall nicht der fahrlässigen Tötung schuldig gemacht hat, soll hier offenbleiben. Denn erstens ist umstritten, ob man Jenners Tun mit den moralischen Maßstäben seiner Zeit beurteilen sollte oder den heutigen. Zweitens gibt es auch heute eine anhaltende Diskussion darüber, wie viel Risiko den Versuchsteilnehmern im Interesse möglichst aufschlussreicher Experimente aufgebürdet werden darf. Die Geschichte der medizinischen Forschung ist reich an Skandalen, die meistens zulasten der Versuchsprobanden gehen. Das grundsätzliche Dilemma der Forschung mit Menschen ist, dass die Interessen von Forscher und Proband oft nicht miteinander kompatibel sind und daher zu Konflikten führen. Konflikte gehören aber zu unser aller Leben, wir sind daran gewöhnt, mit Ihnen umzugehen und sie zu bewältigen.[18] So wurde in den letzten gut hundert Jahren ein differenziertes theoretisches und institutionelles Rahmenwerk für die Planung, Prüfung und Genehmigung von Forschungsprojekten, die an Menschen durchgeführt werden, geschaffen. Aufgrund der Komplexität moderner Forschungsvorhaben und der Vielfalt der Interessen, die mit solchen Vorhaben verbunden sind, wird es auch in Zukunft Anpassungsbedarf auf diesem Gebiet geben.

Es ist mehr als unwahrscheinlich, dass medizinische Forschung jemals ohne menschliche Probanden auskommen wird. Zwar mag es möglich sein, Modelle vom Menschen zu bilden, sodass gewisse Experimente nicht mehr am Menschen, sondern an genau definierten Tiermodellen oder Zellkulturen durchgeführt werden können. Forschung, die die Grenzen des medizinisch Machbaren deutlich verschiebt, muss aber immer auch am Forschungsobjekt Mensch durchgeführt werden. Je größer der Sprung ins Unbekannte ist, desto schwerer ist es, das Ausmaß der Gefahr für den Probanden zu bestimmen.

Die heute geltende Forschungsethik errichtet hohe Hürden für solche Forschung, um das Risiko für den Probanden möglichst gering zu halten. Vereinfacht gesagt, sind risikoreiche Forschungen umso eher erlaubt, je größer der potenzielle Nutzen für den Probanden ist. Nicht selten aber bieten ihm die Forschungsprojekte keinen absehbaren direkten Nutzen – etwa bei Experimenten, die einen Wirkmechanismus aufklären sollen, oder bei pharmakokinetischen Untersuchungen.

Klinische Studien sind heute meist Doppelblindstudien, das heißt, die Patienten werden zufällig entweder in die Gruppe gelost, die den Wirkstoff bekommt, oder in die Vergleichsgruppe, die keinen Wirkstoff bekommt. Doppelblind heißt dabei, dass weder der Arzt noch der Patient wissen, in welcher Gruppe sie sind, ob sie ein Placebo bekommen oder den Wirkstoff. Würde ein Arzt außerhalb der Forschung, also zum Beispiel ein Allgemeinmediziner in seiner Praxis würfeln oder eine Münze werfen, ob ein Patient ein mutmaßlich wirksames Medikament bekommt oder nicht, würde er einen Kunstfehler begehen. Der forschende Arzt dagegen, der ganz ähnlich handelt, kann seine Forschung unbehelligt publizieren. Das zeigt gut das Dilemma der Forschung mit menschlichen Probanden: Im Interesse zukünftiger Patienten werden den Versuchsteilnehmern Risiken zugemutet. In diesen Fällen ist eine sorgfältige Abwägung geboten. Einen Sonderfall stellen die sogenannten Heilversuche dar. Heilversuche sind Experimente an meist schwerkranken Menschen, bei denen zum Beispiel neue Wirkstoffe getestet werden sollen. Der Heilversuch ist unter strengen moralischen Vorgaben erlaubt. Ein Menschenversuch hat dagegen keinerlei, auch nur möglichen Nutzen für den Probanden und ist heutzutage geächtet. Die Abwägung, ob ein bestimmtes Experiment ein Heilversuch oder ein Menschenversuch ist, kann daher durchaus schwierig sein und birgt die Gefahr, dass ein grundsätzlich ja erwünschter Forscherdrang zur Instrumentalisierung von Menschen führt. Jeder, der selbst einmal auf Station mit todkranken Patienten zu tun hatte, weiß, wie sehr sich mancher Patient ans Leben klammert und jedes noch so illusorische Angebot in der Hoffnung auf Heilung ergreift. In dieser Situation ist insbesondere die moralische Integrität des Forschers gefordert, der von einem Patienten die Zustimmung für einen Versuch bekommen will. Dem Forscherdrang, etwas Neues zu wagen, steht die Fürsorge für seinen Patienten gegenüber. Jedenfalls hoffen wir, dass dies Regel ist, denn es gibt natürlich auch den Typ skrupellosen Forscher, der für den eigenen Erfolg Risiken eingeht, die nicht er, sondern die Teilnehmer im Versuch zu tragen haben. 'Erfolg' meint auch nicht zwangsläufig den wissenschaftlichen Erfolg; auch das Streben nach Geld oder die Befriedigung von Ehrgeiz und Eitelkeit oder Publikationszwang für das Fortkommen im wissenschaftlichen Betrieb können Motive forscherischen Fehlverhaltens sein. Nun ist zum Beispiel das Streben nach Wohlstand als Motiv dafür, Forschung zu betreiben, moralisch nicht verwerflich – sonst würde im Übrigen ein wichtiger Pfeiler der Biotech-Start-up Branche wegbrechen. Die Abwägung von Risiken und Chancen ist allerdings, so zeigt sich eine alles andern als triviale Aufgabe.

Um einmal mehr auf Edward Jenner zurückzukommen: Auch wenn er seinen Probanden und dessen Vater nicht über das Experiment aufgeklärt hat, muss man wohl anerkennen, dass es ohne den Wagemut Jenners womöglich noch viele Jahrzehnte gedauert hätte, bis eine Pockenimpfung entwickelt worden wäre. Erschwert wird das ohnehin komplexe Problem des medizinischen Forschers, eine angemessene Abwägung zwischen Risiko und Nutzen seiner Experimente mit menschlichen Probanden zu finden, durch die Aufgabe, den ganzen Sachverhalt seinen Probanden in einer Weise zu vermitteln, durch die es ihnen möglich ist, selbstbestimmt über ihre Teilnahme an einem Experiment zu bestimmen. Die Aufklärung über ein bestimmtes Vorhaben und die Prozedur der Einwilligung gehört zu den meist diskutierten Themen der Medizinethik der letzten Jahrzehnte und kann hier außen vor bleiben.

Obwohl in den letzten Jahrzehnten die Forschungsethik zu einem ausdifferenzierten Teilbereich der Medizin–Ethik geworden ist und in vielfältiger Weise in die Planung und Forschung der Medizin integriert worden ist, bleibt die Anwendung der dort erarbeiteten Prinzipien und Begrifflichkeiten in der Praxis eine Herausforderung, die ihren Grund im besonderen Verhältnis von

Proband und Forscher hat. Während Arzt und Patient in der Regel das gleiche Ziel verfolgen, nämlich die Heilung des Patienten, ist dies im Verhältnis von Forscher zu Proband nicht gegeben. Zwar mag der Forscher letztendlich auch an der Heilung von Krankheiten arbeiten, im unmittelbaren Verhältnis mit seinem Probanden interessiert ihn aber nur, ein geeignetes Forschungsobjekt für seine Untersuchung zu finden. Auch wenn durch die Regulierung der medizinischen Forschung in den letzten gut hundert Jahren der Schutz der Versuchsteilnehmer stark verbessert worden ist, bleibt die unangenehme Einsicht, dass gerade die medizinische Forschung, die von so zentraler Bedeutung für die Entstehung der modernen Medizin ist und für deren Zukunft bleiben wird, dass gerade dieses zentrale Element ein hohes, in der Natur der Sache angelegtes moralisches Desaster-Potenzial hat.

3.2   Der Weg zur modernen Medizin

Der Erfolg der modernen Medizin wird zu Recht darauf zurückgeführt, dass die medizinische Forschung sich in ihrer Herangehensweise konsequent an den Naturwissenschaften orientierte. Die Verwissenschaftlichung der Medizin war eine notwendige Bedingung für den therapeutischen Durchbruch der modernen Medizin, aber keine hinreichende, denn eine in diesem Sinn wissenschaftliche Medizin gab es mindestens seit dem frühen siebzehnten Jahrhundert. Die anatomische Kartierung des Körpers und die physiologische Charakterisierung seiner Funktionen öffnete den Weg zu einem besseren Verständnis des menschlichen Körpers und seiner Störungen. So beeindruckend dieses Wissen auch sein mochte, so unbefriedigend blieb der Zustand der praktischen Medizin: viel wissen, nichts können (therapeutischer Nihilismus). Die fehlenden therapeutischen Möglichkeiten waren aber dabei nur ein Teil des Problems. Mindestens genauso unbefriedigend war es, dass es noch nicht gelang, das in den Sektionssälen und Laboren angehäufte Wissen ans Krankenbett zu bringen. Und sei es nur zu diagnostischen Zwecken. Die Läsionen, die man nach dem Tod eines Patienten in seinem Körper finden konnte, waren detailreich untersucht und ließen sich Krankheitsbildern zuordnen. Es handelte sich aber nur um den Endzustand der jeweiligen Krankheit, jedenfalls dann, wenn der Patient an seiner Krankheit und nicht an einem Unfall oder ähnlichem verstorben war. Das pathologische Wissen beschränkte sich also weitgehend auf die Pathologie des Leichnams. Was dagegen fehlte, war die Möglichkeit, diese Läsionen beziehungsweise ihre Vorläufer am lebenden Organismus erkennen zu können. Was half es, post mortem eine Leberzirrhose feststellen zu können, aber keine Zuordnung von Läsionen im Körperinnern und dem klinischen Verlauf der dazugehörigen Krankheit herstellen zu können? Es gab nun also detailreiche Charakterisierungen der Krankheiten und ihrer äußerlichen Symptome beim lebenden Patienten und ebenso detailreiche Beschreibungen von Krankheitsläsionen, die man am Leichnam feststellen konnte. Was es kaum gab, war eine Verbindung zwischen diesen Wissensbereichen. Wie hätte das auch sein können, denn schließlich konnte man nicht einfach so in den Körper schauen. Bei der klinischen Beobachtung hatte man sich notgedrungen auf Äußerlichkeiten beschränken müssen; ergänzt durch die Erhebung der Krankengeschichte. Zwar gab es Perkussionstechniken, mit denen man den Brustkorb untersuchte, aber den großen Durchbruch brachte erst die Erfindung des Stethoskops 1814. Indem es Körpergeräusche zugänglich machte – Atemgeräusche oder das Rauschen des Blutes in Herznähe –, veränderte das Stethoskop die Herangehensweise an innere Krankheiten und damit das Arzt-Patient-Verhältnis. Der lebende Körper war endlich kein Buch mit sieben Siegeln mehr – die Pathologie konnte nun bei Lebenden angewandt werden. Allerdings in den meisten Bereichen zunächst noch ohne Möglichkeiten, den Krankheitsverlauf aufzuhalten oder wenigstens zu verlangsamen. Auch heute noch haben wir Schwierigkeiten, Laborforschung und klinische Forschung zu verbinden. Das hat sicherlich auch institutionelle Gründe. So bleibt unter den Bedingungen des modernen Medizinbetriebs oftmals kaum Zeit, sich ernsthaft mit diesem Thema auseinanderzusetzen. Darüber hinaus mag es aber auch (noch) an vergleichbaren Entwicklungen wie dem Stethoskop fehlen, mit dessen Hilfe es möglich wurde, Prozesse im Körperinneren mit äußerlich sichtbaren Krankheitsmerkmalen in Beziehung zu setzen.

Erst die zweite Hälfte des neunzehnten Jahrhunderts brachte den therapeutischen Durchbruch für die wissenschaftliche Medizin. Nicht nur, dass die medizinische Forschung gewissermaßen reif dafür war, das heißt genügend Wissen angesammelt hatte, um gezielt in die Körperprozesse einzugreifen. Hinzu kam auch eine einzigartige historische Konstellation: Die industrielle Revolution führte zu steigendem Wohlstand, der nicht nur einigen Superreichen zugutekam, sondern auch breiteren Gesellschaftsschichten. Dieser Wohlstand trug zu einem politischen Erwachen bei, das immer größere Teile der Bevölkerung ergriff. Auch wenn wir heute ein solidarisch finanzierte Gesundheitsversorgung für selbstverständlich halten, so existierte diese bis zum Ende des neunzehnten Jahrhunderts nicht einmal. Die Entstehung einer öffentlichen Gesundheitsversorgung war vermutlich ein weiterer Faktor, der der modernen Medizin zum Durchbruch verhalf. Schließlich wurde eine solide medizinische Grundversorgung auch zum politischen Ziel der aufstrebenden Nationalstaaten; so entstanden große Krankenhäuser und Forschungseinrichtungen. Zum einen als Mittel der Sozialpolitik, zum anderen aber auch in

Konkurrenz mit anderen Nationen, die ebenfalls die medizinische Forschung für sich entdeckten und in großem Stil förderten.

3.3 Medizin ist eine praktische Wissenschaft

Die Orientierung der medizinischen Forschung an den Naturwissenschaften war einer der entscheidenden Faktoren, die zum Erfolg der modernen Medizin geführt haben. Man könnte deshalb vermuten, dass die Medizin insgesamt eine Naturwissenschaft ist. Dazu kommen wir gleich. Aber was war die Medizin, bevor sie wissenschaftlich wurde? Oft wird die vorwissenschaftliche Medizin als Heilkunst im Sinne einer handwerklichen Kunstfertigkeit oder Geschicklichkeit verstanden. Das Geschick der Ärzte in den vorwissenschaftlichen Zeiten bestand vor allem darin, ihre Patienten körperlich und finanziell zur Ader zu lassen. Hier von einer medizinischen Kunstfertigkeit zu sprechen, scheint mir fragwürdig. Schließlich würden wir einem Tischler, der zwar die Maserung eines Holzbretts wortreich beschreiben, aber weder Stuhl noch Tisch daraus bauen kann, auch keine handwerkliche Kunstfertigkeit zuschreiben. (Diese zugegebenermaßen recht strikte Auffassung wird meiner Meinung nach nicht dadurch widerlegt, dass gelegentlich verschiedene Kräuter oder Ähnliches konsistent nutzbringend eingesetzt wurden.)

Wie dem auch sei, mit der Orientierung an naturwissenschaftlichen Methoden entsteht ein stärkeres Bemühen um die systematische Erfassung und um die Ausbildung erklärender Theorien über die Wirkungszusammenhänge medizinischen Handelns. Die an den Naturwissenschaften orientierte medizinische Forschung lässt sich entsprechend zwar als theoretische Wissenschaft, die auf Erkenntnis hin ausgerichtet ist, interpretieren. Letztlich sollen die Erkenntnisse der medizinischen Forschung aber der Behandlung des Kranken dienen. Die moderne Medizin insgesamt ist daher als auf den Menschen bezogene praktische Wissenschaft zu verstehen.[19]

Die Unterscheidung von praktischer und theoretischer Wissenschaft ist heute nicht sehr gebräuchlich. Gelegentlich wird der Hinweis darauf, dass diese Unterscheidung ja auf Aristoteles zurückgehe, wohl mit der Absicht gegeben, dass sie ja eben sehr alt sei, dass eine Beschäftigung mit diesem Ansatz sich möglicherweise erübrige und die moderne Wissenschaftstheorie doch ganz gut ohne diese Unterteilung auskomme. Das liegt, so kann man schnell erwidern, aber auch vor allem daran, dass diese moderne Wissenschaftstheorie sich lange Zeit gar nicht mit der behandelnden Medizin beschäftigte und daher auch gar keine Probleme damit hatte, ärztliches Handeln als zugleich wissenschaftlich, aber nicht auf die Erkenntnis von Sachverhalten ausgerichtet verstehen zu wollen. Da sich theoretisches Wissen aber nicht ohne Weiteres in Handlungswissen übersetzen lässt und Handlungswissen genau das ist, was der Arzt für die Behandlung seiner Patienten braucht, ist es sinnvoll, das Konzept einer Wissenschaft zu entwickeln, die nicht rein auf Erkenntnis ausgerichtet ist.

Neben der modernen Medizin gibt es weiterhin eine große Zahl von Heilern und Heilschulen mit teils erstaunlicher Popularität. Den jeweiligen Heilverfahren liegen mehr oder weniger ausdifferenzierte Konzepte zugrunde, die in Abgrenzung zu den Methoden der wissenschaftlichen Medizin entwickelt werden, weshalb man auch von Alternativer oder Komplementärer Medizin spricht. Exemplarisch seien drei dieser Konzepte kurz erwähnt.

Ganzheitlichkeit: Bei aller Kritik an der psychosomatischen Medizin, die leicht in Gefahr gerät, sich in die Krankheitsbiografie des Patienten zu vertiefen und darüber die biologisch-kausalen Ursachen der Krankheitsentstehung zu vernachlässigen, kommt ihr doch das Verdienst zu, dem einseitigen Bild vom Menschen als defekter Maschine ein ganzheitliches Menschenbild entgegengesetzt zu haben (Kapitel 2.3). Ganzheitlichkeit sollte sich aber nicht allein im Menschenbild zeigen, sondern auch in der konkreten Behandlung der Patienten realisiert werden. Die Behandlung von durch übermäßigen Alkoholkonsum verursachten Leberschäden zum Beispiel macht mehr Sinn, wenn gleichzeitig die sekundären Effekte wie etwa eine Mangelernährung und der psychosoziale Kontext berücksichtigt werden. Prinzipiell spricht nichts dagegen, die medizinische Praxis so zu organisieren, dass dies gelingt. Dennoch sieht der Alltag im Gesundheitswesen oft ganz anders aus. Es ist also gar nicht so verwunderlich, wenn sich Alternativangebote zur Schulmedizin entwickeln, die entgegensteuern wollen. Ein Grund, den wissenschaftlichen Ansatz, der die moderne Medizin erfolgreich gemacht hat, dafür aufzugeben, ergibt sich daraus allerdings nicht.

Selbstheilung: „Eine Virus-Grippe dauert 7 Tage, wenn Sie Medikamente einnehmen und 1 Woche, wenn Sie keine nehmen und auf Ihren Körper vertrauen." Dieser nicht ganz falsche Kalauer bringt prägnant auf den Punkt, dass in der medizinischen Praxis gelegentlich ratsam ist, den Körper nicht mit dem gesamten verfügbaren Arsenal medizinischer Möglichkeiten zu traktieren, sondern darauf zu vertrauen, dass die Widerstandskräfte des Körpers eine Besserung oder gar Heilung einer Erkrankung unterstützen. Die moderne Medizin ist forschungsgetrieben mit einem Fokus auf der Entwicklung neuer Produkte (Medikamente, Geräte), die dann auch verkauft und verwendet werden sollen. Dass dabei die Selbstheilungskräfte des Körpers nicht notwendig im Mittelpunkt des Interesses stehen, ist nachvollziehbar. Ob dieses Defizit nur in einem alternativen Heilkonzept beseitigt werden kann, erscheint hingegen fragwürdig.

Unschädlichkeit der Behandlung: Auch korrekt ausgeführte medizinische Maßnahmen können bekanntlich für den Körper schädlich sein. Nebenwirkungen von Medikamenten sind ein Beispiel dafür. Eine Maxime ärztlichen Handelns sollte daher immer sein, dass die Wirksamkeit einer Maßnahme gegen das Risiko von Nebenwirkungen abzuwägen und eine möglichst unschädliche Behandlung zu wählen ist und wieder ist eine Tendenz der modernen Medizin, die zur Verfügung stehenden Mittel auch alle anzuwenden – ein wenig nach dem Motto: viel hilft viel – ein Grund dafür, nach Alternativen zu suchen.

Es wäre also voreilig, alternative Ansätze der Medizin von vornherein abzulehnen. Möglicherweise legen sie Defizite in der Schulmedizin offen, die, wenn behoben zu einer Verbesserung der medizinischen Praxis führen können. Aus Sicht des Schulmediziners ist bemerkenswert, dass die Anhänger alternativer Heilverfahren zwar durchaus den Anspruch haben, den Zustand ihrer Patienten zu verbessern, sich aber fast ausnahmslos weigern, sich einer Erfolgskontrolle zu unterziehen. Überprüfbarkeit und Wiederholbarkeit sind nun aber die entscheidenden Merkmale der wissenschaftlichen Methode und damit unverzichtbar für die Bewertung medizinischer Verfahren. Heilkonzepte, die sich als Gegenentwurf zur wissenschaftlichen Medizin verstehen, sich also nicht an den Wissenschaften und deren Standards wissenschaftlichen Arbeitens orientieren, haben daher auch kaum etwas zu therapeutischen Erfolgen der modernen Medizin beizutragen. Der alternative Ansatz spielt für den therapeutischen Erfolg der Medizin keine Rolle und wird das aller Wahrscheinlichkeit auch in Zukunft nicht tun. Der gelegentlich zu hörende Einwand, die Wirksamkeit alternativer Heilkonzepte sei ja nachgewiesen, weil viele Patienten sich besser fühlen nach einer alternativen Behandlung, kann nicht überzeugen, solange lediglich subjektive Äußerungen des Patienten notiert werden, ohne dass diese einer (sozial-)wissenschaftlichen Evaluierung unterzogen werden.

3.4 Bahnbrechende Innovationen sind kaum planbar

Wissenschaftlicher Fortschritt ist kaum vorhersehbar und die Grenzen des Machbaren fallen mitunter entgegen der Erwartung der meisten Fachleute. So gab es etwa anerkannte Chirurgen, die um die Mitte des neunzehnten Jahrhunderts die Auffassung vertraten, die Entwicklung der Chirurgie sei an ein Ende gekommen. Dabei wird man rückblickend sagen, dass mit der Entwicklung von Anästhesie und Antisepsis in der zweiten Hälfte des neunzehnten Jahrhunderts die große Zeit der Chirurgie überhaupt erst begann. Auf der anderen Seite zeigt etwa das Beispiel des „war on cancer" dass hohe Erwartungen trotz intensiver Förderung nicht immer erfüllt werden: 1971 riefen die USA den Krieg gegen den Krebs, der innerhalb von 5 Jahren „den Krebs" heilbar machen sollte. Ein Ziel, dass in dieser Breite bis heute nicht erreicht wurde.

Die Wissenschaftsgeschichte ist reich an überraschenden Wendungen. Dafür ist das Internet, das für uns mittlerweile so selbstverständlich ist, dass es in vielen Gesellschaften zur kritischen Infrastruktur zählt, ein Beispiel, wie man es sich unwahrscheinlicher kaum hätte ausdenken können.[20] Wer hätte Ende der Sechzigerjahre des letzten Jahrhunderts ahnen können, dass die vom amerikanischen Militär angestoßenen ersten Ansätze für das Internet ausgerechnet ein Projekt wurden, dessen Entwickler von den Idealen der Gegenkultur geprägt waren – das genaue Gegenteil zu militärischer Disziplin. Und geradezu kurios mutet es an, dass eines der prägenden Elemente ein gedruckter Versandkatalog war: Die Gegenkultur mit ihrem alternativen, umweltbewussten Denken breitete sich in den Sechzigern und Siebzigern stark aus, war aber weit zerstreut über die USA. Vor allem in ländlichen Gegenden der USA hatte sie Schwierigkeiten, sich die nötigen Utensilien für einen alternativen Lebensstil zu verschaffen. So entstand der Whole Earth Catalog; ein Magazin, vor allem aber ein Versandkatalog. Diese Publikation war ein prägendes Element für die Alternative und Umweltbewegung der Zeit und gilt als analoger Vorgänger von Suchmaschinen wie Google.

Eine erfolgreiche medizinische Forschung erzeugt Wissen (von der Entstehung und dem Verlauf von Krankheiten) und Können (Möglichkeiten, gezielt in den menschlichen Organismus einzugreifen und Störungen zu beseitigen (Heilung) oder deren Auswirkungen zu verringern (Linderung)). Wie in jedem komplexen, unübersichtlichen System stellt sich auch hier die Frage nach der effizienten Steuerung; mit anderen Worten: Ist medizinischer Fortschritt planbar? Auch wenn ich dazu neige, den Prozess, der zu einer wissenschaftlichen Entdeckung führt, mit einem kreativen Akt zu vergleichen, nicht unähnlich dem genialen Einfall eines Künstlers, so ist der Wissenschaftler in irgendeiner Form in einen wissenschaftlichen Kontext (Labor, Fachkollegen, Community) eingebettet. Daher ist es sicher sinnvoll, immer wieder nach Möglichkeiten zu suchen, den Forschungsbetrieb innovationsfreudig zu gestalten. Dazu gehören sicher auch zahlengetriebene Analysen des Wissenschaftsbetriebs. Über diesen Teil des Evaluations(un)wesens ist schon viel geschrieben worden. Aber sicherlich gibt es Bereiche, in denen Planbarkeit von Forschungsergebnissen mehr als nur ein Wunschtraum ist. Unterscheidet man zwischen Querinnovationen und Sprunginnovationen, so sollten Querinnovationen einigermaßen planbar sein: Will man zum Beispiel einen Computertomografen entwickeln, der eine signifikant höhere Auflösung hat als die derzeitigen Geräte, wird man aufgrund vorheriger Erfahrung einigermaßen genau sagen können, wie lange die Entwicklungszeit für dieses neue Gerät betragen wird. Bei Sprunginnovationen ist die Situation wesentlich schwieriger. Denn wie soll man vorhersagen, wie lange es dauern wird, ein, sagen wir, Krebsmedikament zu entwickeln, das einen bisher nicht bekannten Wirkmechanismus ausnutzt?

Bei allem Nutzen der ausdifferenzierten Forschungslandschaft sollte man nicht annehmen (und dann entsprechend ausschließliche Förderpolitik betreiben), dass große Forschungsgruppen und interdisziplinäre Forschungsverbünde der einzige Ort sind, an dem Bahnbrechendes entdeckt wird. Manchmal geschieht Erstaunliches auch im Verborgenen. Der Pap-Test ist ein Beispiel dafür, wie unter fast absurd anmutenden Umständen eine präventive Maßnahme entdeckt wurde, mit der das Auftreten von Gebärmutterhalskrebs um 80 Prozent verringert werden konnte. George Papanicolaou untersuchte von 1913 bis 1928 unter dem Mikroskop die Veränderung von Gebärmutterhalszellen von Meerschweinchen und Frauen während des Zyklus. Von 1928 bis 1950 untersuchte er dann pathologische Veränderungen dieser Zellen. Nach 47 (!) Jahren äußerte er dann erstmals öffentlich auf einer Weihnachtsfeier (!), dass er Vorstufen von Gebärmutterhals-Krebszellen bis zu 20 Jahre vor dem eigentlichen Krebs aufspüren könne. Eine Innovation sondergleichen, die durch heute beliebte Netzwerkanalysen von Forschungsclustern überhaupt nicht nachvollzogen werden könnte, geschweige denn planbar wäre. Das spricht nun überhaupt nicht gegen die vernetzte, arbeitsteilige Forschung. Es sollte aber besonders diejenigen zum Nachdenken bringen, die ein allzu starres Bild vom Innovationsprozess und dessen Planbarkeit haben. Es ist letztlich nicht mit Sicherheit vorherzusagen, aus welchen Teilgebieten der medizinischen Forschung bahnbrechende Behandlungsmöglichkeiten entstehen werden. Zwar scheint es momentan plausibel, die nächsten Durchbrüche vor allem im Bereich der Genomik und Proteomik sowie der Digitalisierung medizinischer Entscheidungsfindung zu erwarten. Dementsprechend ist es auch plausibel, besonders in diese Bereiche zu investieren. Aber eine Erfolgsgarantie gibt es nicht, wie sich am Beispiel der Neurowissenschaft zeigen lässt: Die Neurowissenschaften haben in den letzten Jahrzehnten einen spektakulären Boom erlebt: Neue und verbesserte molekular- und zellbiologische, genetische sowie bildgebende Verfahren haben allgemein das Verständnis von Struktur und Funktion des Nervensystems vertieft und dadurch vermittelt einen Beitrag zur Aufklärung der Entstehung und des Verlaufs vieler Krankheiten geleistet. Auch sind neuartige Interventionsmöglichkeiten entwickelt worden. Eine "therapeutische Revolution" induziert durch die Neurowissenschaften, ist bislang aber leider ausgeblieben.

Für die Planbarkeit von medizinischen Innovationen fehlt uns das nötige Wissen darüber, welcher Faktor oder welche Kombination von Faktoren mit welcher Wahrscheinlichkeit welchen Typ von Innovationen hervorbringt. Wir können lediglich Bedingungen schaffen (Anreizsysteme; Institutionen, patentrechtliche Rahmenbedingungen etc.), die sich in der Vergangenheit als innovationsfreundlich erwiesen haben und/oder von denen wir hoffen, dass sie es in Zukunft sein werden.

3.5 Forschung an vulnerablen Personengruppen wird zunehmen

In dem Maße, in dem weit verbreitete Zivilisationskrankheiten mit einem hohen Anteil am Krankheitsaufkommen (zum Beispiel Herz-Kreislauf-Erkrankungen, Krebs und Diabetes) immer besser erforscht werden, tritt die relative Vernachlässigung von selteneren Erkrankungen deutlicher zutage. Eine besondere Problematik stellen dabei die vulnerablen Populationen dar, also Patientengruppen wie Schwangere und Kinder. Eigentlich möchte man Forschung an solchen Patienten eher vermeiden, kann es aber nicht, wenn man Krankheiten und deren Risikofaktoren erforschen möchte, die nur in diesen Gruppen vorkommen. Zur Verbesserung der therapeutischen Situation von vulnerablen Populationen bräuchte es also klinische Forschung in deutlich verstärktem Umfang. Eine Reihe von Faktoren steht dem aber entgegen. Während medizinische Forschung bisher grob gesagt hauptsächlich mit erwachsenen Frauen und Männern zu tun gehabt hat, sollen nun biologisch deutlich andere Patientengruppen, zum Beispiel Kleinkinder, Jugendliche, Schwangere und sehr alte Menschen, erforscht werden. Über die Herausforderungen, eine wissenschaftlich fehlerfreie Forschungsstrategie zu entwickeln hinaus stellen auch die zuständigen Regulierungsbehörden in der Regel besonders hohe Anforderungen für Studien an vulnerablen Populationen. Ein besonderes Problem liegt darin, dass die informierte Einwilligung eines Probanden, die eine notwendige Voraussetzung für jedes solche Projekte darstellt, oft nicht gegeben werden kann und dass zum Beispiel Kleinkinder und Demenzkranke nach den geltenden Standards überhaupt nicht als einwilligungsfähig gelten. In diesen Fällen müssen die gesetzlichen Vertreter ihre Einwilligung geben, was aber bedeutet, dass Dritte über das Risiko entscheiden, das sie mit Blick auf ihren Schützling für angemessen erachten. Hintergrund für diese strengen Vorgaben ist vor allem das Ziel, die betroffenen Kinder möglichst vor Schäden zu schützen. Ereignisse wie der Contergan-Skandal Anfang der 60er-Jahre haben nachdrücklich gezeigt, wie wichtig der Schutz von vulnerablen Populationen vor Arzneimittelnebenwirkungen ist. Dennoch sollte über dem Schutzinteresse nicht aus dem Blick geraten, dass ohne klinische Forschung in keinem Bereich der Medizin und auch nicht in der Kinder- und Jugendmedizin eine Verbesserung der Versorgung möglich ist.

Weiterhin gibt es auch Anzeichen dafür, dass der privatwirtschaftliche Rahmen, innerhalb dessen klinische Forschung bislang überwiegend stattfindet, Schwächen aufweist: Das klassische Geschäftsmodell der pharmazeutischen Industrie beruht auf der Entwicklung von sogenannten Blockbuster-Medikamenten mit einem Umsatz von oft mehr als einer Milliarde Euro pro Jahr. Solche Umsätze lassen sich nur erreichen, wenn das entsprechende Arzneimittel in einer sehr großen Patientengruppe zum Einsatz kommt. Mit Blick auf kleinere Patientenpopulationen, etwa Schwangere oder Kinder und Jugendliche, ist dieses Geschäftsmodell nur eingeschränkt erfolgreich. Mit anderen Worten, die derzeit wirksamen ökonomischen Anreize zur Entwicklung von Medikamenten für diese Gruppen sind nicht ausreichend, um die erhofften neuen Arzneimittel zur Verfügung zu stellen. Ob hier schon von einem Marktversagen zu reden ist, müssen die Ökonomen entscheiden.

Schließlich muss sich jeder, der ein Forschungsprojekt mit Minderjährigen unternimmt, bewusst sein, dass die Öffentlichkeit eine im Allgemeinen skeptische Haltung gegenüber diesem Bereich der Medizin einnimmt. Durch Schadensfälle können sich extrem negative öffentliche Reaktionen ergeben und die Geschäftstätigkeit eines Pharmaunternehmens nachhaltig belasten.

Das ohnehin komplexe Problem, klinische Forschungsprojekte mit Minderjährigen in die Praxis umzusetzen, wird noch zusätzlich dadurch erschwert, dass in der westlichen Welt nur schwer genügend Kinder als Probanden für die Teilnahme an klinischen Studien gewonnen werden können. Kinder sind, kurz gesagt, eine knappe Ressource, und ihre Eltern sind in unserer Gesellschaft oft nur schwer davon zu überzeugen, ihre Schutzbefohlenen an einem Forschungsprojekt teilnehmen zu lassen. Als Folge davon unterliegt die klinische Forschung in den vergangenen Jahren einem rasanten Prozess der Globalisierung: So hat sich die Anzahl der Länder, in denen klinische Forschungsprojekte durchgeführt werden, in den letzten Jahrzehnten stark zugenommen, während der Anzahl von Studien, die in Westeuropa und den USA durchgeführt werden, stetig zurückgeht.[21] Diese Entwicklung wird vielfach sehr kritisch kommentiert und als "Forschungskolonialismus" bezeichnet. Diese Vorbehalte sind nachvollziehbar, denn salopp gesprochen, wenn wir, das heißt Eltern im globalen Westen, nicht bereit sind, klinische Forschung an unseren Kindern durchführen zu lassen, warum sollten dann Eltern des globalen Südens ihre Kinder als Versuchskaninchen hergeben? Der Vorwurf der Ausbeutung ohnehin schlechter gestellter Teile der Weltbevölkerung sollte daher bei der Planung von Forschungsprojekten berücksichtigt werden.

3.6 Medizinische Forschung in der Zukunft

Der beispiellose Schub nicht mehr nur des Wissens über Krankheiten, sondern vor allem der Möglichkeiten, den Krankheitsverlauf zu beeinflussen, wäre ohne die Übernahme der wissenschaftlichen Methoden der Physik, Chemie, Biologie und der Mathematik (Abschnitt 3.2) sowie der Einrichtung eines institutionell abgesicherten und breit gefächerten Wissenschaftssystems nicht möglich gewesen (Abschnitt 4.2.1). Es liegt daher nahe zu vermuten, dass auch für die zukünftige Erweiterung des therapeutischen Arsenals der Medizin eine groß angelegte und koordinierte Forschung eine Voraussetzung für den Erfolg bleibt. Und es gibt noch viel zu tun: Infektionskrankheiten, Herz-Kreislauf-Erkrankungen und Krebs kosten weltweit jährlich viele Millionen Menschen das Leben. Alterserkrankungen wie Demenz und Parkinson können die Lebensqualität der Betroffenen und oft auch die ihrer Angehörigen zerstören. Zudem können jederzeit neue Gefahren für unsere Gesundheit entstehen, wie uns die COVID-19-Pandemie wieder vor Augen geführt hat.

Die molekulare Medizin zeigt immer neue Möglichkeiten auf den menschlichen Körper und seine Störungen zu charakterisieren – etwa durch computergestützte Verfahren der Gen- und Protein-Analytik (Abschnitt 5.2). Und auch die neuen Methoden, mit deren Hilfe sich sehr effektiv und gezielt in den menschlichen Organismus eingreifen lässt, sind beeindruckend – zum Beispiel die sogenannten Zinkfinger-Genscheren oder das sich allerdings in einer frühen Phase der Entwicklung befindliche, ebenfalls computergestützte Protein-Design (Kapitel 5.2). Auch im Bereich der klinischen Medizin gibt es faszinierende Entwicklungen, wie etwa Expertensysteme, die die ärztliche Entscheidungsfindung unterstützen sollen und irgendwann einmal vielleicht sogar ersetzen können (Abschnitt 6.5).

Auf dem Weg zu weiteren Erfolgen wird die medizinische Forschung absehbar vor Herausforderungen gestellt, von denen nicht sicher ist, dass sie sie unbeschadet überwinden wird. So braucht das Wissenschaftssystem, um es für die Zukunft zu erhalten und nach Möglichkeit auszubauen, eine institutionelle und finanzielle Absicherung, die es sich nicht selbst gewähren kann. Die medizinische Forschung steht dabei in einem Konkurrenzverhältnis zu anderen Gesellschaftsaufgaben wie etwa Verteidigung oder Sozialsysteme. Wir leben zwar in einer durch und durch von Wissenschaft und Technik geprägten Kultur, doch ist das Verhältnis von Wissenschaft, Politik und Gesellschaft spannungsgeladen (siehe dazu Kapitel 4.2).

Eine Vielzahl von Methoden in der medizinischen Forschung bedeutet auch eine Vielzahl von teils sehr spezifischen Arbeitsschritten, sodass die arbeitsteilige Organisation der Forschung eher noch zunehmen wird. Sollte dies mit einer weiteren Globalisierung oder wenigstens Internationalisierung der medizinischen Forschung einhergehen, dürfte dies Chancen für die Weiterentwicklung der Gesundheitssysteme in den beteiligten Ländern bieten. Aber in Zeiten gebrochener Lieferketten und befürchteter politischer Verwerfungen auf globaler Ebene könnte auch die Forschungskooperation gefährdet sein. In den letzten Jahrzehnten ist auch für internationale Forschungskooperationen in der Medizin ein Regulierungsrahmen geschaffen worden. Probleme können sich daraus ergeben, dass die Einhaltung wissenschaftlicher und moralischer Standards, die zum Beispiel in Europa für klinische Forschung gelten, von hier aus in Drittstaaten nicht kontrolliert werden kann – insbesondere wenn die klinischen Studien von auf solche Aufgaben spezialisierte Unternehmen in Drittstaaten im Auftrag durchgeführt werden. Ein weiteres Problem betrifft die Regulierungen selbst. Die Geschichte der Forschungsethik war bis vor Kurzem eine so gut wie ausschließlich westliche. Mit der Internationalisierung der Forschung werden aber kritische Stimmen laut, die eine Pluralisierung der Ethik fordern.

Der Fortschritt der Medizin hängt also nicht allein von den eigentlichen Forschungsergebnissen ab. Darüber hinaus sind es gesellschaftliche Entwicklungen, die einen wesentlichen Anteil daran haben werden, ob die Erfolgsgeschichte der Medizin in der Zukunft eine Fortsetzung findet.

KAPITEL 4

Freiheit, Fortschritt, Medizin

Der politische Ordnungsrahmen unserer und anderer westlicher Gesellschaften ist im Kern auf den Schutz der individuellen Freiheit hin ausgerichtet. Bei allen Unterschieden zwischen diesen Gesellschaften sind sie gegenüber autoritären Systemen wie etwa Russland und China, doch geeint in dem Versuch, ihren Bürgern eine möglichst selbstbestimmte Gestaltung ihres Lebens zu ermöglichen. Diese Freiheit des Einzelnen findet dort ihre Grenze, wo Dritten ein nicht-trivialer Schaden zugefügt wird. Nutzen die Individuen ihre Freiheit ausgiebig – und genau das ist es ja, was ihnen eine freiheitliche Gesellschaft ermöglichen soll – und behaupten und tun sie Dinge, die von anderen Mitgliedern der Gesellschaft als zu weitgehend empfunden werden, kommt es zu Konflikten über das gewollte Ausmaß individueller Freiheit. Es ist gerade die Absicht, möglichst viel Freiheit zu gewähren, die dazu führt, möglichst wenig zu verbieten oder auch nur zu regeln. Dass Grenzen der individuellen Freiheit in mühsamen Diskursen immer wieder geklärt und eventuell neu gezogen werden müssen, ist damit zugleich Stärke und Schwäche einer freiheitlichen Gesellschaftsordnung zugleich. Wenigstens erwähnt sei, dass eine ausdifferenzierte Moral- und Rechtsordnung, die für breitere Bereiche des menschlichen Zusammenlebens erwünschtes und unerwünschtes Verhalten bis ins Detail ordnet, nicht zwingend von allen als Gängelung und Unterdrückung betrachtet wird. Ein solcher enger Rahmen mag für manchen – für den Liberalen schwer zu verstehen – einen sicheren Halt bedeuten, vielleicht sogar Geborgenheit.

Die Diskussionen um die Grenzen der individuellen Freiheit sind in der Regel umso schärfer, desto mehr sie an zentrale Elemente des menschlichen Selbstverständnisses rühren. Dazu gehört unter anderem die Einstellung zum eigenen Tod und dem nahestehender Personen und unser Umgang mit ungeborenem Leben. Es lassen sich weitere Beispiele nennen, wie etwa die Geschlechterzugehörigkeit, bei denen die Medizin zumindest involviert ist. Es gehört zu Diskussionen in liberalen Gesellschaften, dass sie nicht notwendig ein Ende haben, sondern immer wieder aufflammen, wie sich besonders gut beim Recht auf Abtreibung sehen lässt: Seit Jahrzehnten wird darum gerungen, ob und wenn ja, bis wann die Entscheidung über eine Abtreibung ganz bei der Schwangeren liegen sollte oder nicht. Mal überwiegt eine restriktivere Auffassung, mal eine tolerantere. Während die USA in den 1970er-Jahren eine Vorreiterrolle bei der Liberalisierung der Abtreibung einnahm, scheint sich dort die Entwicklung neuerdings wieder in Richtung einer strengeren Regulierung zu bewegen. Während mittlerweile in Deutschland ebenfalls eine liberale Regelung gilt, versucht der konservative Teil des politischen Spektrums in Polen, eine Verschärfung der Regeln durchzusetzen. Aber selbst in Amerika, wo die Auseinandersetzung derzeit wohl am härtesten geführt wird, werden die rechtsstaatlichen Regeln eingehalten, beziehungsweise werden Aktionen, die diese Regeln und Gesetze überschreiten, als Rechtsbrüche verfolgt und geahndet. Wenn es daher heißt, die Gesellschaft sei über die Frage "x" tief gespalten, heißt das nicht zwangsläufig, dass dieser Gesellschaft der Zusammenbruch droht. Der Umstand, dass überhaupt kontrovers diskutiert wird, ist zunächst mal ein Zeichen, dass in der Gesellschaft ein Interesse daran besteht, Konflikte argumentativ zu erörtern und nicht stattdessen die Fäuste zu schwingen. Damit eine Diskussion geführt werden kann, müssen bestimmte Regeln eingehalten werden. Etwa dass man sein Gegenüber ausreden lässt und seine Argumente ernsthaft prüft und ihn nicht lächerlich macht. Diese prädiskursiven Einverständnisse, also vor dem eigentlichen Beginn einer Diskussion festgelegten Regeln, können natürlich selbst auch Gegenstand einer Diskussion werden. Aber nur, wenn sich die Diskutanten darauf verständigen. Wenn allerdings die vereinbarten Regeln einseitig aufgekündigt werden, weil man zum Beispiel meint, die eigene Auffassung sei unabhängig davon, was andere sagen, die einzig Richtige, dann ist die Diskussionskultur gefährdet.

Ein weiteres Problem stellen Situationen dar, in denen ein Diskutant zwar die Diskussionsregeln einhält, aber inhaltliche Positionen vertritt, die uns als offensichtlich unsinnig vorkommen – etwa in verbalen Auseinandersetzungen mit Aluhut-Trägern, Chemtrail-Geängstigten, Reichsbürgern und Impfgegnern. Egal ob im Bundestag, auf den Straßen oder an der kann hier das Prinzip der wohlwollenden Interpretation hilfreich sein. Dieses Prinzip fordert, jedes Argument eines Sprechers so zu interpretieren, dass es möglichst sinnvoll erscheint. Man gibt seinem Diskussionspartner gewissermaßen einen Vorschuss auf die Rationalität seiner Argumentation. Gleichzeitig zeigt man sich dadurch auch bereit, die eigene Argumentation der Kritik des Gegenübers auszusetzen. So mühsam solche Diskussionen sein mögen, sie scheinen mir eine wichtige Übung mit Blick auf die Meinungsfreiheit. Andersdenkende zu tolerieren und trotz vermutlich bleibender Differenzen gemeinsam nach einer Lösung zu suchen, ist vielleicht mühsamer, als Differenzen mit Hilfe von Regeln und Gesetzen aufzulösen, aber sicher besser für den gesellschaftlichen Zusammenhalt. Deshalb sollten wir verstehen lernen, was dieses zunächst absonderliche Gedankengut attraktiv macht. Das Ziel sollte es sein, mit den Anhängern solcher Positionen ins Gespräch zu kommen. Gelingt uns das nicht, blicken sie möglicherweise irgendwann einmal von brennenden Barrikaden auf uns herab. Wer sich daran erinnert, welche Kämpfe der damalige Präsident Trump mit den Experten seines Landes während der COVID-19-Pandemie ausfocht und welche unsinnigen Tipps zum Schutz gegen eine Infektion er machte, wird verstehen, dass auch die Medizin unter erheblichen Druck geraten kann, wenn in der Politik Fakten nichts mehr wert sind (siehe dazu auch Kapitel 4.2.3).

Wer im Westen die Illegitimität von Angriffskriegen öffentlich infrage stellen möchte, kann dies ohne Weiteres tun, und wer die Pandemiestrategien seiner Regierung für falsch hält, kann dies, anders als in Russland oder China, ebenfalls ohne Probleme öffentlich machen. Solange die Konflikte öffentlich und gewaltfrei ausgetragen werden und ein funktionierendes Staatswesen die Meinungsfreiheit schützt, ist die freiheitliche Grundordnung im Wesentlichen intakt. Allerdings sind freiheitliche oder um einen Begriff von Karl Popper aufzugreifen 'offene Gesellschaften' verwundbar; es gibt keine Bestandsgarantie für die Übereinkünfte, auf denen sie letztlich beruhen. Dies ist auch für die Medizin von Bedeutung – und zwar nicht nur, weil medizinische Themen häufig Gegenstand von kontroversen Diskussionen über die Grenzen individueller Freiheiten sind, sondern weil auch die Entstehung des Gesundheitswesens, Klinik und Forschung eng verknüpft ist mit dem Aufstieg der freiheitlichen Gesellschaftsordnung. Das Gesundheitswesen, wie wir es heute kennen, hängt von Bedingungen ab, deren Fortbestehen alles andere als sicher ist. Das heißt auch wenn viele Ärzte sich primär den Kranken und jedem Kranken in gleicher Weise verpflichtet fühlen, ist keineswegs sicher, dass ein zukünftiges Gesundheitswesen diesen Anspruch auch erfüllen kann (4.1). Auch die medizinische Forschung ist auf vielfältige Weise mit der Gesellschaft verwoben, wirkt auf sie ein und wird von ihr beeinflusst (4.2).

4.1   Demokratie und Gesundheit

4.1.1   *Moralische Rechte brauchen Wohlstand*

„Erst kommt das Fressen, dann kommt die Moral!" Dieser Satz ist gewissermaßen das Grundgesetz der Gesellschaft von Halunken, Dieben, Betrügern und anderen gebeutelten Randexistenzen aus der Dreigroschenoper. Ein Mikrokosmos menschlicher Schicksale, den Bertolt Brecht der zerrissenen Gesellschaft der 1920er-Jahre als satirischen Spiegel vorhielt. Moralische Regeln, so soll man das wohl verstehen, sind nicht viel wert, wenn man im täglichen Kampf um das Nötigste keine Zeit oder einfach keine Kraft hat, sich an die Regeln zu halten, deren Einhaltung von anderen einzufordern oder gar gesellschaftlich durchzusetzen. Dass die Moral, übertrieben gesagt, ein

Luxusphänomen ist, steht nur scheinbar im Widerspruch etwa zum Deutschen Grundgesetz, in dem gleich der erste Artikel festlegt, dass die Würde des Menschen unantastbar ist, oder auch der Allgemeinen Erklärung der Menschenrechte der Vereinten Nationen, nach der alle Menschen „frei und gleich nach Würde und Rechten geboren sind". Es ist offensichtlich, dass die Würde im Sinne eines menschenwürdigen Umgangs ständig missachtet wird. Die Menschenwürde ist eben nicht unantastbar, im Gegenteil, sie ist in hohem Maße gefährdet. Daher sollte man das Grundgesetz nicht so lesen, als würde es feststellen, dass alle Menschen eine unantastbare Würde besitzen, so wie sie ein Herz oder Arme und Beine haben. Würde ist kein medizinischer Laborwert, sondern eine moralische Forderung: Allen Menschen, unabhängig von ihrer Herkunft, ihrem Geschlecht, ihrer Religion und ihrem Vermögen, wird ein bestimmter Schutzstatus zugeschrieben, der es jedem ermöglichen soll, so zu leben, wie er es für richtig hält.[22] Abgesichert wird das Ganze juristisch durch Abwehrrechte, die den Menschen vor ungerechtfertigten Eingriffen in den Schutzbereich bewahren sollen, und mit Teilhaberechten, die ihn befähigen sollen, aktiv an der Gesellschaft teilzunehmen.[23] Zwar wird die Idee der Menschenwürde schon seit der Antike diskutiert, doch ist sie als Prinzip, das als moralisches Fundament einer jeden Gesellschaft, ja letztlich der Weltgemeinschaft dient und das in einen Katalog von Rechten gegossen auch juristisch einklagbar ist, erst nach dem zweiten Weltkrieg etabliert. Auf diesem Fundament ist auch unsere freiheitlich demokratische Grundordnung gebaut. Die wirtschaftliche Entwicklung einer Gesellschaft macht es möglich, dass die grundlegenden Bedürfnisse großer Teile der Bevölkerung gestillt werden können – also mindestens das Existenzminimum verlässlich und dauerhaft gewährleistet ist.[24] Dadurch entstehen Freiheitsräume, die auch die Mitglieder der Gesellschaft, die dazu bis dahin nicht in der Lage waren, nutzen können, politisch tätig zu werden und ihre Bedürfnisse als Ansprüche darzustellen und deren Berechtigung in der Gesellschaft verbindlich durchzusetzen. In den Politikwissenschaften wird die These vertreten, dass nicht jeder wohlhabende Staat eine Demokratie ist, dass aber eine Demokratie nur entstehen kann, wenn ein gewisser Wohlstand erreicht ist. Wenn die Mitglieder einer Gesellschaft im Prinzip an diesem Wohlstand teilhaben können, ist eine Demokratie als politische Beteiligung aller als Massenphänomen sicher leichter zu realisieren, als wenn ein Teil der Gesellschaft seine Kräfte im täglichen Kampf um das Existenzminimum erschöpft.

Die medizinische Grundversorgung für alle lässt sich demokratietheoretisch begründen, weil sie die demokratische Teilhabe auch ärmerer und damit in der Regel auch mit höheren Gesundheitsrisiken befrachteter Gesellschaftsschichten absichert. Der Aufbau eines öffentlichen Gesundheitswesens lässt sich also mit der Demokratisierung verknüpfen. Tatsächlich hatte die Entstehung des Sozialversicherungssystems im Deutschen Kaiserreich wohl weniger mit dem Wunsch nach Demokratie in der herrschenden Klasse zu tun, sondern eher mit der Notwendigkeit, die im Laufe der Industrialisierung knapp werdenden Arbeitskräfte gesund zu erhalten. Darüber hinaus gab es auch noch weitere Motive. So wurde die Cholera-Epidemie von 1892 in Hamburg weithin als Versagen der Stadt betrachtet, über das selbst die Londoner Times einen kritischen Bericht druckte. Die Epidemie, die vor allem in den Vierteln der Armen grassierte, wurde als nationale Schande verstanden, also als ein Problem im Vergleich mit anderen Nationalstaaten. Etwas überspitzt formuliert: Es schämten sich nicht die Reichen für die Armen, sondern die Reichen und die Armen schämten sich für ihre Stadt, für ihr Land. Dass das Leiden der Armen überhaupt als ein Problem wahrgenommen wurde, zeigt auch die veränderte Bedeutung des Staatsvolkes, das bei Weitem nicht mehr bloße Verfügungsmasse war.

4.1.2 *Gesundheitswesen und Massendemokratien*
Die Medizin ist kein abgeschotteter Teilbereich der Gesellschaft, sondern auf das engste mit ihr verwoben. So wie Krankheit unmittelbar zu unserem Alltag oder dem unserer Freunde, Verwandten und Bekannten gehört, so sind auch medizinische Einrichtungen wie Arztpraxen, Apotheken, Krankenhäuser, Labore und andere mehr ein fester Bestandteil unserer Lebenswelt. Die im Gesundheitswesen Beschäftigten wiederum bilden keine streng von anderen Teilen der Gesellschaft abgeschottete Kaste, sondern sind selbst auch Bürger mit einem Privatleben. Zuweilen sind sie selbst auch Patienten und machen dann aus verändertem Blickwinkel ihre eigenen Erfahrungen mit dem Gesundheitswesen.

Das Gesundheitswesen ist immer auch ein Spiegelbild der Gesellschaft. Es ist keine Überraschung, dass die Prinzipien, nach denen die politische Ordnung einer Gesellschaft strukturiert ist, Einfluss darauf haben, wie die Medizin in der Praxis organisiert wird. Den Einfluss, den eine Gesellschaftsordnung auf ein in sie eingebettetes Gesundheitssystem haben kann, lässt sich gut am Beispiel der COVID-19-Pandemie zeigen. Ein autoritäres Staatswesen wie China kann ohne Weiteres medizinisch fragwürdige Maßnahmen zur Eindämmung der COVID-19-Pandemie verordnen – etwa Millionenstädte wie Schanghai in wochenlange Lockdowns zu zwingen. Während im Vergleich wesentlich weniger strenge Maßnahmen in westlichen Demokratien bereits zu teils massiven und sogar gewalttätigen Protesten führen, teils aber auch von Gerichten kassiert werden.

Auf vielen Gesundheitssystemen des Westens lastet ein erheblicher Kostendruck. Es fließt ein immer höherer Anteil staatlicher und privater Mittel in die Gesundheitsversorgung, sodass absehbar nach einer Lösung für die Kostenexplosion gesucht werden muss. Dabei werden auch Veränderungen des bestehenden Systems wie die Verbreiterung der Finanzierungsbasis oder Anreize, die die Selbstverantwortlichkeit der Versicherten für ihre Gesundheit stärken sollen, möglicherweise nicht ausreichen, um das System in seiner jetzigen Form auf Dauer stabil zu halten.

Natürlich ist die Demokratie keine Voraussetzung für ein jedermann zugängliches Gesundheitssystem. So haben einige der ölreichen Golfstaaten ein öffentliches Gesundheitswesen eingerichtet, das zudem noch kostenfrei für die Staatsbürger ist. Aber wenn wir davon ausgehen, dass Deutschland nicht plötzlich mit märchenhaftem Reichtum überschüttet wird, stellt sich für unser Gesundheitssystem die Systemfrage.[25] Dabei stehen zwei Faktoren im Mittelpunkt: der medizinische Fortschritt und der Gesellschaftswandel. Bislang ist die Medizin insgesamt immer teurer geworden, nicht zuletzt ist es der medizinische Fortschritt, der die Kosten in immer neue Höhen treibt. Wie schon im letzten Kapitel erläutert (Abschnitt 3.5). Ist ein großer Teil der Entwicklung von medizinischen Produkten und Arzneimitteln privatwirtschaftlich organisiert. Das damit verbundene wirtschaftliche Interesse ist legitim, trägt aber seinen Teil zur Kostensteigerung im Gesundheitswesen bei. Wie sich die. vielversprechenden Entwicklungen etwa in der Molekularen Medizin (Kapitel 5 Eine neue Natur?) oder der Digitalisierung (Kapitel 6 Maschinenmedizin) auf die Kosten einer Medizin, die weiterhin die besten verfügbaren Behandlungen für alle Versicherten anbieten will, auswirken wird, ist noch nicht auszumachen: Möglicherweise bringt die Automatisierung von bestimmten Untersuchungen, etwa die Überwachung der Blutchemie oder Gen-Checkups oder auch die Unterstützung ärztlichen und pflegerischen Handelns durch Assistenzsysteme (OP-Roboter, Pflegeroboter), Kostenersparnisse. Völlig unklar ist auch, was sollte dieser Weg erfolgreich sein, Expertensysteme bewirken werden, die ärztliches Handeln nicht nur unterstützen, sondern vielleicht sogar ersetzen können (Kapitel 6).

4.1.3 *Zukunft der Gesundheitsversorgung in einer globalen Gesellschaft*

Ein solidarisch finanziertes Gesundheitswesen, das die jeweils beste verfügbare Behandlung für alle Versicherten zur Verfügung stellt, so wie es in Deutschland und den meisten Ländern des globalen Westens momentan mehr oder weniger verfügbar ist, braucht längerfristig die Akzeptanz derjenigen, die es finanziell mit ihren Beiträgen am Leben halten. Zwar ist eine Mindestversorgung, wie im vorangehenden Abschnitt erläutert, moralisch gut zu begründen, aber das gilt erstens nicht für die (beinahe) Maximalversorgung, an die wir uns gewöhnt haben, und zweitens sind auch moralisch begründete Institutionen nicht davor geschützt, unterzugehen, wenn sie nicht mehr akzeptiert werden. Eine breite Akzeptanz ist daher ein wichtiger Faktor für das langfristige Überleben eines solidarisch finanzierten Gesundheitswesens. In den Ländern des Westens ist es in den letzten Jahrzehnten eine breite Mittelschicht, die die Hauptlast der Finanzierung des Gesundheitswesens trägt. Unter anderem durch die Globalisierung droht aber gerade diese Mittelschicht stark auszudünnen.[26] Auf der einen Seite bleiben wenige Gewinner dieses Veränderungsprozesses. Sie bilden eine sehr gut ausgebildete, sehr gut verdienende, global mobile Oberschicht. Zurück bliebe eine Masse von schlechter ausgebildeten, lokal gebundenen Verlierern der Globalisierung, die kaum eine Chance haben, ihre nun nicht mehr Unterklasse, sondern Service-Klasse genannte Schicht zu verlassen. Bliebe es dabei, dass der medizinische Fortschritt teuer ist und deshalb (nur) dort angeboten wird, wo er auch bezahlt werden kann, droht das Ende einer solidarisch finanzierten Gesundheitsversorgung. Übrig bliebe eine Zwei-Klassen-Medizin, in der die optimale Versorgung nur einer kleinen Oberschicht zu Gute käme, während der große Rest der Abgehängten mit einer weit schlechteren Versorgung auskommen müssten.

Mit der solidarischen Finanzierung ist zumindest implizit immer auch eine Gerechtigkeitsvorstellung mitgedacht: Wer ungefähr gleich viel in die Versicherung einzahlt, solle auch ungefähr gleichviel herausbekommen. Natürlich macht das nur Sinn, wenn die Schwere der jeweiligen Krankheit, an der jemand leidet, berücksichtigt wird. Wer nach einem Motorradunfall mit Polytrauma in einem Schockzustand in die Notaufnahme eingeliefert wird, braucht und bekommt natürlich viel mehr Ressourcen als jemand, der zum gleichen Zeitpunkt mit einem verstauchten Knöchel in dieselbe Klinik kommt. Dieser Umstand ist aber nicht ungerecht. Im Gegenteil. Es handelt sich, so könnte man sagen, um Gerechtigkeit im Sinne einer gerechtfertigten Ungleichheit.

Es gibt in vielen Gesundheitssystemen die Möglichkeit, sich selbst besserzustellen, etwa durch Zusatzversicherungen oder wie in Deutschland, durch den Wechsel in eine private Krankenkasse. Dadurch entstehen Ungleichheiten in der Versorgung zwischen denen, die einen erweiterten Leistungskatalog in Anspruch nehmen können, und denen, die das nicht können. Sollte eine nähere Untersuchung ergeben, dass sich solche Ungleichheiten nicht rechtfertigen lassen, wären sie ungerecht.

Die Zahl derer, die ein System stützen, sinkt mit der Zahl derer, die etwas zu verlieren meinen, wenn das System verschwindet. Das gilt für einen Fußballverein, dem die Fans davon laufen, weil er „seine Werte" aufgegeben hat und der darum für seine Fans keine Identifikationskraft mehr bietet, nicht anders als für eine Demokratie, in der ein großer Teil der Bürger keinen Nutzen darin sieht, die oft anstrengende Meinungsbildung zu schützen, wenn sie meinen, ein autokratisch regierendes Staatsoberhaupt würde ihre Interessen genau so gut oder besser vertreten. Welches Interesse hätten die Mitglieder einer globalen Oberschicht, die sich die beste medizinische Versorgung leisten können, zu einem aus ihrer Sicht veralteten und wenig leistungsfähigen Gesundheitswesen finanziell beitragen, wenn sie doch davon kaum Vorteile haben? Welche moralische Bindung hätte diese Oberschicht überhaupt noch an die Serviceklasse? Über kurz oder lang, so scheint es, würden sie vermutlich stärker solidarisch gegenüber ihrer eigenen Gesellschaftsklasse verhalten. Aber die vollständige Entmischung von Service-Klasse und globaler Oberschicht ist nicht zwangsläufig. Selbst wenn es zu einer klaren ökonomischen Trennung von Oberschicht und Service-Klasse kommt, gibt es Gründe, die die Oberschicht dazu bewegen könnten, einen Teil ihrer finanziellen Ressourcen für die Gesundheitsversorgung der Service-Klasse zu verwenden. Etwa, wenn sie deren Arbeitskraft braucht und daher erhalten möchte; also ganz ähnlich der Situation, die zuallererst zur Gründung der sozialen Sicherungssysteme geführt hat. Darüber hinaus ist es noch unklar, ob die Medizin der Zukunft insgesamt so viel teurer werden wird, dass nur die Oberschicht sie sich noch leisten kann. Schaut man sich den medizinischen Fortschritt der Vergangenheit an, so besteht er doch in der Regel aus vielen kleinen Fortschritten, die teils teuer, teils aber auch billig sein mögen. Sollte dies auch in Zukunft so sein, dann wäre die Service-Klasse nicht generell vom medizinischen Fortschritt ausgeschlossen, sondern nur von den besonders teuren Teilen desselben.

Wie auch immer sich der gesellschaftliche Wandel sich auf die Gesundheitsversorgung auswirken wird, ist deutlich geworden: Dass Ärzte heute den Anspruch haben und auch die dazu nötigen Ressourcen jedermann im Wesentlichen mit den gleichen hohen Qualitätsstandards zu behandeln, erweist sich historisch betrachtet als eine relativ junge Entwicklung. An der Vorstellung des gerechten Arztes, der jedem seiner Patienten mit der gleichen Professionalität gegenübertritt und auch keinen seiner Patienten ungerechtfertigt bevorzugt, dürft auch ein Großteil der Reputation der ärztlichen Profession hängen, die ihn heute als moralische Instanz dastehen lässt. Man vergleiche dazu etwa Montaignes Äußerungen über Ärzte, die eher an einen Haufen Gauner, Wichtigtuer und Geheimniskrämer denken lässt, die aus dem Leid der Patienten ihren Profit schlagen.[27]

Natürlich verliert das moralische Argument für eine solidarische Gesundheitsversorgung nicht seine ethische Gültigkeit, wenn sich die Vermögenden diesem System zu entziehen suchten. (Oder einige Ärzte entgegen dem etablierten Berufsethos handeln und "Facharzt für Reiche" werden.) Aber die Wirklichkeit lässt sich von keinem noch so guten moralischen Argument in eine bestimmte Richtung zwingen. Wenn es zum Verschwinden einer solidarischen Gesundheitsversorgung durch die beschriebenen Prozesse kommen sollte, wäre das eine Erklärung, aber keine moralische Rechtfertigung. Dass die medizinische Ethik der Konfliktbewältigung dienen soll, bedeutet indes nicht, dass jedes Problem mit den Mitteln der Ethik aufgeklärt oder vermieden werden kann.

Sollte es zukünftig tatsächlich nicht nur zu einer andauernden Krise der solidarischen Finanzierung des Gesundheitswesens kommen, sondern zu einem Systembruch, werden die dann zu erwartenden Gerechtigkeitsprobleme ein viel größeres Ausmaß annehmen, weil nur die globale Oberschicht als Hauptfinanzier und Nutznießer einer Gesundheitsversorgung auf höchstem Niveau infrage käme. Welche Qualität dann die Versorgung derjenigen hätte, die nicht zur Oberschicht gehören, lässt sich nur vermuten. Dass es zur Rationierung, das heißt Vorenthaltung knapper Gesundheitsgüter käme, die, wenn sie nicht im freien Spiel der Kräfte enden soll, eine Priorisierung erfordert, ist wahrscheinlich.[28] Priorisierung kennen wir als Triage aus der Notfallmedizin. Während der COVID-19-Pandemie war vereinzelt Triage notwendig. In solchen Notsituationen müssen harte Entscheidungen getroffen werden, was in der Regel von der Öffentlichkeit auch verstanden und akzeptiert wird. Diese Akzeptanz des in der konkreten Notsituation Unvermeidlichen schließt aber nicht aus, dass im Vorfeld und im Nachhinein kritisch diskutiert wird, wie solch eine Notsituation vermieden werden könnte, beziehungsweise, warum sie nicht vermieden wurde. Nun ist ein Systembruch der solidarisch finanzierten Gesundheitsversorgung weder bei uns noch in anderen westlichen Staaten in naher Zukunft zu erwarten. Vor allem weil der politische und gesellschaftliche Wille, dieses System zu erhalten, groß ist. Trotzdem sollte diese Gefahr nicht vernachlässigt werden, denn so wie das sich entwickelnde Gesundheitswesen eine Stütze der entstehenden Massendemokratie war, so wäre andersherum der Zusammenbruch des solidarisch finanzierten Modells der Gesundheitsversorgung sicher auch keine Stütze für die Demokratie. Das Gegenargument, es sei ja gar nicht sicher, dass sich die globale Gesellschaft in eine kleine globale Oberschicht und die viel größere Gruppe der lokal festsitzenden Globalisierungsverlierer entmischen wird, ist natürlich richtig. Durch rechtzeitiges Gegensteuern lassen sich gesellschaftliche Entwicklungen beeinflussen. Darüber hinaus braucht man gar nicht unbedingt in eine ferne mögliche Zukunft zu schauen, um augenscheinliche Ungerechtigkeiten bei der Verteilung medizinischer Ressourcen zu finden. Wenn in vielen Ländern

Afrikas die Lebenserwartung kaum die 50 überschreitet, in Staaten des globalen Nordens mindestens an der 80 kratzt, dann ist das sicher nicht nur, aber auch auf eine ungleiche Verteilung medizinischer Ressourcen zurückzuführen.

Der Liberalismus ist im Kern die Überzeugung, dass der Einzelne frei sein sollte, so zu handeln, wie er es für richtig hält, ohne Beschränkungen durch Andere oder den Staat auferlegt zu bekommen. Die Freiheit des Einzelnen soll nur dort begrenzt werden, wo durch sein Handeln andere Schaden nehmen. Für den Umgang zwischen Arzt und Patient, aber auch für die Stellung des Patienten im Gesundheitswesen hat das weitreichende Folgen. Zunächst einmal widerspricht der Liberalismus jeder Form von paternalistischem Umgang des Arztes mit seinem Patienten (Kapitel 2.4). Ziel ärztlichen Handelns sollte es demnach sein, den Patienten so weit aufzuklären und wenn gewünscht, zu beraten, dass er Patient eine informierte, selbstbestimmte Entscheidung treffen kann. (Zu den Freiheitsrechten des Patienten gehört es natürlich auch, eine Beratung abzulehnen und sich voller Vertrauen in die Hände eines Arztes zu begeben.) Der Arzt wird daher auch solche Entscheidungen des Patienten respektieren müssen, die er für falsch hält. Insbesondere gehören dazu auch Entscheidungen über Leben und Tod, also beispielsweise wenn ein Patient lebensverlängernde Maßnahmen oder überhaupt eine Behandlung ablehnt. Auch hier zeigt sich im Übrigen wieder, dass Gesundheitssystem und Gesellschaft eng verzahnt sind, denn das Thema selbstbestimmtes Sterben betrifft nicht nur Patienten, sondern wegen unserer Sterblichkeit uns alle. Um das Recht auf selbstbestimmtes Sterben vor Einflussnahme Dritter zu schützen, sollte es unter Umständen rechtlich abgesichert werden. Nimmt man eine liberale Grundhaltung ein, hat das auch für die Organisationsform der Gesundheitsversorgung Folgen. Wie zuvor beschrieben, lässt sich für eine gewisse medizinische Grundversorgung argumentieren, um zu verhindern, dass gesundheitlich beeinträchtigte Individuen dauerhaft von der demokratischen Teilhabe ausgeschlossen werden. Weil alle Bürger eines Staates von dieser medizinischen Grundversorgung profitieren und diese letztlich der Freiheitssicherung des Einzelnen dient, erscheint es auch aus einer liberalen Perspektive gerechtfertigt, im Rahmen einer solidarischen Finanzierung jedermann an den Kosten dieser Gesundheitsversorgung zu beteiligen; etwa über ein System der gesetzlichen Krankenversicherung. Eine Zwangsversicherung stellt offensichtlich eine deutliche Einschränkung der individuellen Entscheidungsfreiheit dar und sollte aus freiheitlicher Sicht so gering wie möglich sein. Mit Blick auf die Organisation der Gesundheitsversorgung könnte das dafür sprechen, nur eine Grundabsicherung verpflichtend zu machen und die darüber hinausgehende Absicherung des Krankheitsrisikos weitgehend der Entscheidung des Einzelnen zu überlassen. Dagegen wird häufig eingewandt, dass es zu schwerwiegenden Fehlentscheidungen kommen könnte. Zum einen wäre zu klären, wer denn überhaupt zu entscheiden hat, was eine richtige oder falsche Entscheidung ist. Zum anderen sollte man darauf hinweisen, dass Freiheit eben immer auch die Freiheit ist, Fehler zu machen. Es ist vorderhand nicht einzusehen, warum diese Freiheit Fehler zu machen für so folgenschwere Entscheidungen wie die finanzielle Vorsorge für das Alter, die Partnerwahl oder die Kindererziehung gelten soll, aber nicht für die Wahl eines mehr oder weniger umfangreichen Krankenversicherungsschutzes.

4.2 Freiheit und Forschung

4.2.1 *Forschung zum gesellschaftlichen Nutzen*

Francis Bacon (1561–1626) war einer der ersten Autoren, für den die Aufgabe der Wissenschaften erklärtermaßen darin bestand, die Menschheit von natürlichen und sozialen Beschränkungen zu befreien.[29] Zu diesem Zweck empfahl Bacon unter anderem ein interdisziplinäres Forschungsinstitut zu gründen, dessen kooperative Arbeitsweise er für hilfreich für den wissenschaftlichen Fortschritt hielt. In einer Fragment gebliebenen Utopie entwickelte Bacon sogar den Plan für ein Gesellschaftssystem, in der die Wissenschaft eine zentrale Bedeutung haben sollte. Die Vorstellungskraft Bacons ist umso beeindruckender, als zu seinen Lebzeiten die Wissenschaften ja gerade erst ihren Anfang nahmen und seine Hoffnung, dass die Wissenschaften, insbesondere auch die Medizin, das Schicksal der Menschheit würden verbessern helfen, kaum mehr war als unbegründeter Optimismus.

Bis zum Durchbruch der modernen Medizin in der Mitte des 19. Jahrhunderts dauerte es dann noch gut zwei Jahrhunderte. Zwei Entwicklungen waren dafür wesentlich. Zum einen hatte die wissenschaftliche Medizin so viel Wissen und Können angesammelt, das schließlich der therapeutische Durchbruch der Medizin möglich wurde. Zum anderen entwickelten die aufstrebenden Nationalstaaten Europas ein Interesse an einer allgemeinen Gesundheitsversorgung, eingeschlossen die medizinische Forschung.[30]

Für den Aufbau einer staatlich geförderten medizinischen Forschungslandschaft ist die Erwartung eines Nutzens für die Entwicklung des Staates sicherlich einer der Hauptgründe. Das Ziel ist vordergründig, die Volksgesundheit zu verbessern und die dafür notwendigen Mittel bereitzustellen. Dabei kann man wohl annehmen, dass eine gesunde Bevölkerung zu haben kein Selbstzweck war: der (zunächst lediglich) kulturelle Wettkampf mit andern Nationen um das Prestige, die erfolgreichste Forschung zu haben oder auch die Befriedung innerstaatlicher Konflikte zwischen arm und reich, gehörten zu den eigentlichen Beweggründen der Machthaber. Die Rede von den "Machthabern" und ihren Zielen ist ein starke Vereinfachung, denn was es zum Beispiel bedeutet, dass eine Erfindung oder Entdeckung einen gesellschaftlichen Nutzen habe, ist ja nicht selbsterklärend. Auch haben die "Machthaber" nicht die konkrete Ausgestaltung von wissenschaftlichen Vorhaben übernommen, sondern sich auf Beratungsgremien gestützt. Und schließlich bestimmte ja auch der nicht vorhersehbare medizinische Fortschritt selbst, in welche Richtung sich das medizinische Forschungssystem entwickelte. Was auch immer die Motive gewesen sind, von Staats wegen ein medizinisches Forschungssystem aufzubauen, und wie auch immer wir diese Motive aus heutiger Sicht bewerten mögen, an der grundsätzlichen Struktur, dass medizinische Forschung zum allergrößten Teil ermöglicht wird, um gesellschaftliche Zwecke zu realisieren, hat sich bis heute kaum etwas geändert.

Sicherlich werden viele Wissenschaftler heute wie damals andere Motive für ihr Tun angeben, etwa „aus Neugier" oder „um der Erkenntnis, willen" zu forschen. Manchen Forscher treiben auch ganz andere Motive an, wie der Wunsch, berühmt zu werden oder reich. Die Motive, die den einzelnen Wissenschaftler antreiben, ändern nichts daran, dass die medizinische Forschung im Wesentlichen betrieben und finanziert wird, um einen gesellschaftlichen Nutzen zu erzeugen. Wer in diesem System forschen möchte und seine Forschung gefördert bekommen möchte, wird sich dieser Logik unterordnen und seine eigene Forschung dementsprechend präsentieren müssen. Allerdings dürfte das dem an medizinischen Themen forschenden Wissenschaftler wesentlich leichter fallen als etwa einem theoretischen Physiker oder einem Assyriologen.

Die Wissenschaft kommt nicht drumherum, für ihr Tun zu werben und gegenüber dem Geldgeber zu rechtfertigen. Welche Rechenschaftspflichten genau die Wissenschaft hat, ist dabei ebenso Gegenstand andauernder Diskussionen wie die Frage, wie weit die Kontrolle und Mitsprache der Gesellschaft gehen (sollten). Damit nicht genug, ist auch die Bemessung und Bewertung des "gesellschaftlichen Nutzens" der medizinischen Forschung keine triviale Aufgabe. Wie bemisst man den Nutzen? Wie geht man mit den Risiken um, und wie wägt man Nutzen und Risiken gegeneinander ab? Sollte man lieber die Krebsforschung finanzieren, weil sie bereits konkrete Erfolge aufzuweisen hat, oder die Neurowissenschaften, weil diese bislang bei Weitem nicht so erfolgreich sind? Sollte man weiterhin die Erforschung der Zivilisationskrankheiten in den Vordergrund stellen oder seltene Krankheiten, die bislang eher vernachlässigt worden sind? Die skizzierten Fragen betreffen vor allem die disziplinäre Organisation der medizinischen Forschung. Darüber hinaus gibt es aber auch Beratungsbedarf bei Forschungsergebnissen, deren Folgen erkennbar erhebliche gesellschaftliche Folgen haben können. So haben etwa neue Werkzeuge wie die Zink-Finger-Genscheren die gezielte und hochpräzise Veränderungen des Genoms radikal vereinfacht (Kapitel 5 Eine neue Natur?). Damit werden Veränderungen auch des menschlichen Genoms in großem Stil möglich. Vor einigen Jahren noch war es ein gängiges, auch von mir gern verwendetes Argument, dass Genomveränderungen auch beim Menschen sowieso nicht akzeptabel seien, so lange es technisch nur unter großen Risiken möglich ist, das Genom eines Menschen zu verändern. Dieses Argument war zwar kein Argument für oder gegen die moralische Akzeptabilität von direkten Veränderungen am menschlichen Genom an sich. Aber es hatte eine gewisse beruhigende Funktion, denn es vermittelte den Eindruck, dass es zwar ein Problem gibt, dass dieses aber nicht sofort mit aller Macht auf uns einstürzen werde. Mit den Genscheren hat sich die Situation plötzlich geändert. Auch hier zeigt sich wieder, dass auch das beste verfügbare Wissen schnell überholt sein kann. Wissenschaftlern ist das meist bewusst, Politiker und die Gesellschaft müssen das oft erst lernen, wie man in der Frühphase der COVID-19-Pandemie am zeitweisen Unmut der Öffentlichkeit angesichts unklarer und sich ändernder Aussagen über die Verbreitung und Gefährlichkeit des Virus sehen kann. Zum anderen zeigt es aber auch, dass es sehr unklug wäre, derlei Entwicklungen zu bewerten, ohne Experten aus den einschlägigen Wissenschaften einzubinden. Nicht immer sind es die Wissenschaften, die Probleme erzeugen und deshalb zu einem Gegenstand der Gesellschaftsberatung werden. Manche Entwicklung, wie etwa der Klimawandel, sind zwar menschengemacht, aber keine direkte Folge wissenschaftlicher Entwicklungen. In diesen Fällen sind die Wissenschaftler eher Teil der Lösung als Teil des Problems.

4.2.2 *Wissenschaft und Politik*

Ein großer Teil der Wissenschaft verdankt ihre Existenz schlicht der Tatsache, dass die Gesellschaft sie für nützlich erachtet. Es wäre allerdings ein schwerwiegendes Missverständnis, würde man daraus den Schluss ziehen, dass die Gesellschaft – beziehungsweise die Politik als repräsentative Vertretung der Gesellschaft – regelmäßig und tief in die Arbeitsweise der Wissenschaften eingreifen sollte. Wilhelm von Humboldt, übrigens in seiner Zeit als Staatsbediensteter, beschrieb die Rolle des Staates mit Blick auf die Universitäten folgendermaßen: „Er muss sich eben immer bewusst bleiben, dass er nicht eigentlich dies [d. i. eine erfolgreiche Wissenschaft] bewirkt noch bewirken kann, ja, dass er vielmehr immer hinderlich ist, sobald er sich hineinmischt, dass die Sache an sich ohne ihn unendlich besser gehen würde ..." Etwas überspitzt formuliert ist der Staat beziehungsweise die Gesellschaft wie irgendein dummer Junge, dem ein großer Schatz zugefallen ist und der ständig ermahnt werden muss, dass der Schatz ohne sein Zutun an ihn gekommen sei und er demütig bleiben und sorgsam mit diesem Schatz umgehen solle. Da nun mal jemand für eine sichere Verwahrung des Schatzes aufkommen müsse, werde Staat eben doch gebraucht. Der Gedanke, dass die Universität wegen ihres gesellschaftlichen Nutzens da sei, ist bei Humboldt nicht sehr ausgeprägt. So ist er auch der Meinung, die staatlichen Bildungseinrichtungen sollten nicht primär Staatsbürger erziehen, sondern einen gebildeten Menschen, für den der Staat Sicherheit schaffen soll, damit der Bürger ein selbstbestimmtes Leben führen kann. Für uns, die wir in einer modernen Massendemokratie leben, mag Humboldts Idee eines liberalen Staates von lauter Bildungsbürgern ein wenig naiv oder romantisch wirken.[31] Die Humboldtschen Idee der Universität, für die der Staat lediglich einen institutionellen Rahmen schafft, in dem Studenten und Forscher in größtmöglicher Freiheit und Unabhängigkeit lernen, lehren und forschen sollen, hat dagegen nichts von ihrer Attraktivität verloren – und stellt immer noch eine Provokation für Politik und Gesellschaft dar, besagt sie doch letztlich, der Staat solle das Geld geben und ansonsten ruhig sein. Allerdings lässt sich auf Lebensbereiche verweisen, die ähnlich gelagert sind: Es erscheint uns normal, dass ein Patient, der, sagen wir, ein künstliches Hüftgelenk braucht, einen Arzt damit beauftragt, das neue Gelenk zu implantieren. Wir würden es aber zumindest bemerkenswert finden, wenn der Patient vorher bestimmen würde, welche Verfahren und Instrumente der Chirurg während der Operation benutzen darf. Mit anderen Worten: Wir erwarten, dass der Patient das Ziel des ärztlichen Eingriffs bestimmt, aber nicht die Mittel. Natürlich kann der Patient bestimmte Dinge ausschließen. Sollte das Ergebnis der Operation dann aber weniger gut ausfallen, gerade aufgrund der vom Patienten ausgesprochenen Beschränkungen, dann würden wir kein Verständnis aufbringen, wenn sich der Patient beschwert. In die Erfahrung des Arztes zu vertrauen, ist in der Regel klug. Das Verhältnis von Politik und Wissenschaft ist dem Verhältnis von Arzt und Patient nicht unähnlich. Zwar gilt hier: „wer bezahlt, bestellt." Aber sicher wäre es nicht klug, wenn die Politik bis ins Detail vorschriebe, wie die Wissenschaft ihre Aufgabe zu erledigen hat. Die Entwicklung der medizinischen Forschung über die vergangenen anderthalb Jahrhunderte legt nahe, dass es im Allgemeinen klug ist, dem Rat der Wissenschaft zu folgen.

Die Form der Zusammenarbeit von Politik und Gesellschaft richtet sich nach den jeweiligen Aufgaben, für die sie initiiert wurde. So gibt es Experten-Gruppen, die dauerhaft eingerichtet werden, andere, die nur einige Monate bestehen, wieder andere für einige Tage. Manche Gremien können sich ihre Themen relativ frei wählen, andere arbeiten nur im Auftrag, einige Gremien machen die Ergebnisse ihrer Arbeit nach eigenem Ermessen öffentlich, andere

Gremien müssen sich dagegen erst von einer ihnen vorgesetzten Stelle die Veröffentlichung ihrer Ergebnisse genehmigen lassen. Auch die Zusammensetzung der politikberatenden Experten-Gremien ist vielgestaltig und, wie gesagt, häufig an den Aufgaben der Gremien orientiert. Ein Gremium etwa, das für die Regierung Wirtschaftsgutachten erstellt, wird vorwiegend mit Wirtschaftswissenschaftlern besetzt sein, eine Gruppe, die sich regelmäßig mit einem breiten Spektrum von ethischen Fragen der Biowissenschaften befassen soll, braucht mehr Disziplinen.

Wissenschaft sollte sich also auf die Politik einlassen. Das bringt einiges an Problemen mit. Eines der wichtigsten ist die Befürchtung, dass die hohen Standards wissenschaftlichen Arbeitens durch eine Kooperation mit der Politik korrumpiert werden könnten. Dabei ist nicht einmal so, dass die Standards wissenschaftlichen Arbeitens in den Wissenschaften immer einwandfrei eingehalten werden und unumstritten sind. Das heißt: Zum einen wird auch in den Wissenschaften betrogen – wie nicht nur viele plagiierte Doktorarbeiten immer wieder zeigen. Zum anderen gibt es auch innerwissenschaftliche Diskussionen über die Standards der Wissenschaftlichkeit selbst. Eine zusätzliche Bedrohung der Standards des wissenschaftlichen Arbeitens durch den Austausch mit der Politik ist der Preis, den die Wissenschaft für die Möglichkeit, Einfluss zu nehmen, bezahlen muss. Viele Politiker haben ein gutes Verständnis für die Wissenschaft und werden allein schon deshalb ein Interesse daran haben, wissenschaftliche Ergebnisse in ihre politische Entscheidungsfindung ein zu beziehen. Für die Politik ist die Wissenschaft aber nicht nur eine willkommene Informationsquelle. Darüber hinaus dient die Reputation, die die Wissenschaften im Allgemeinen haben, dazu, die eigene Politik in einem guten Licht dastehen zu lassen. Die Politik sucht Beratung durch Wissenschaft in der Regel im komplexen Fällen, zum Beispiel der Frage, wie man am besten mit einer Pandemie, die durch ein bislang unbekanntes Virus hervorgerufen wurde, umgehen soll. Es sollte nicht verwundern, wenn die Wissenschaft nicht nur lediglich eine richtige Antwort auf alle Fragen und Probleme hat. Und ebenfalls ist es nachvollziehbar, wenn ein Politiker aus dem angebotenen Strauß wissenschaftlicher Expertise gerade die auswählen wird, die seiner Politik am nächsten kommen. In diesem Punkt entsteht eine mögliche Gefahr für die Integrität der beratenden Wissenschaftler. Die Nähe zur Politik hat für die Wissenschaftler meist auch Vorteile: Sie gewinnen an Einfluss und Macht. Es gibt also gewissermaßen Anreizsysteme, die Einfluss auf das Verhalten von Wissenschaftlern haben können. (Man muss daher nicht gleich den Verdacht haben, dass Wissenschaftler gezielt daran arbeiten, ihren Einfluss auszubauen und abzusichern.) Diese Anreize können möglicherweise dazu führen, dass in bestimmten Fällen nicht rein nach wissenschaftlichen Kriterien beraten wird. Dabei handelt es sich vielleicht nur um Situationen, in denen das beste verfügbare Wissen keine eindeutige Antwort zulässt und somit ein Interpretationsspielraum bleibt. Wenn die beratenden Wissenschaftler die vorhandenen Daten so deuten, dass sie am ehesten zur Politik ihrer Auftraggeber passen, ist das so lange kein Problem, wenn sie als Grundlage ihrer Beratung nur gesichertes Wissen verwenden, beziehungsweise sollten sie ungesichertes Wissen verwenden, dies auch kenntlich machen. Problematisch wird es erst, wenn der Wissenschaftler nicht offenlegt, dass er für seine Beratung auf wissenschaftlich noch nicht gesicherte Daten zurückgreift.

Es ist nachvollziehbar, dass für jemand Außenstehendes in manchen Fällen nur schwer zu erkennen sein kann, ob das "wissenschaftliche Fundament" einer bestimmten Beratung aus gesichertem Wissen besteht. (Auch innerhalb der Wissenschaften gibt es, wie erwähnt, Kontroversen über die Standards wissenschaftlicher Arbeit.) Allerdings bedeutet der Umstand, dass eine Unterscheidung in der Praxis schwer nachvollziehbar ist, nicht, dass man diese Unterscheidung deshalb aufgeben muss. Im Gegenteil! Für die Wissenschaft ist der Versuch, Meinung von Wissen zu unterscheiden, wahr, von falsch, richtig von unrichtig und so weiter, geradezu konstitutiv. Und dass es manchmal schwer ist, diese Unterscheidung zu treffen, ist kein Grund, sie aufzugeben, sondern Ansporn, weiter zu forschen!

Wir leben in einer durch und durch technischen Kultur. Niemand reitet mehr ins nächste Dorf, um dort auf dem Markt seinen Wocheneinkauf zu erledigen. Wir nehmen das Auto oder buchen gleich den Lieferservice. Wir schreiben kaum noch Briefe, selbst das Telefonieren ist aus der Mode; Messenger Apps und die sozialen Netzwerke sind die modernen Kommunikationsmittel. In den letzten Jahrzehnten ist diese technische Kultur mehr und mehr auch zu einer elektronischen Kultur geworden. Wenn es schon nicht ganz leicht war zu wissen, wie ein Auto funktioniert, oder noch besser, wie man es reparieren kann, dann ist es mit dem Verständnis für die Prozesse, die in einem Smartphone oder dem Internet ablaufen, noch wesentlich schlechter bestellt. Im Grunde genommen verstehen wir kaum etwas von den Dingen, die das Internet am Laufen halten. Was für die Grundlagen unserer Kultur gilt, gilt genauso für die Medizin. Die meisten Patienten werden das Prinzip des 1814 erfundenen Stethoskops verstehen, schließlich ist es ja schon rein optisch und deutlich sichtbar eine „Ohrverlängerung", sie würden sich auch selbst abhorchen, aber ohne Übung die Geräusche nicht interpretieren können. Wie ein Ultraschall funktioniert, wird allerdings kaum jemand verstehen – abgesehen vom Grundprinzip der Ultraschalluntersuchung, das Schall von Geweben unterschiedlicher Dichte unterschiedlich stark reflektiert wird. Sehr viel mehr werden auch die meisten Mediziner über die Funktionsweise nicht wissen. Zwar werden sie eine Ultraschalluntersuchung fachgerecht durchführen können. Aber dazu muss man nur die richtigen Knöpfe drücken, ein tieferes Verständnis des Ultraschallgeräts ist nicht nötig.

Die moderne medizinische Forschung ist für den Laien kaum noch zu verstehen. Im Gegensatz zur vor ein oder zwei Jahrzehnten starken Bewegung des Public Understanding of Science, scheint mir die These, dass die Akzeptanz von Wissenschaft in der Bevölkerung desto höher ist, je mehr die Bürger über diese Wissenschaft wissen, nicht zielführend. Das Unbehagen an vielen modernen medizinischen Forschungsfeldern hängt nicht an einem mangelnden Verständnis, sondern an mangelndem Vertrauen. (Wir steigen in der Regel auch nicht in ein Flugzeug ein, weil wir so viel über die Strömungsmechanik des Flugzeugs und so weiter wissen, sondern weil wir der Stabilität des Flugzeugs und dem Können des Piloten vertrauen.) Verständnis und Vertrauen sind zudem nur zwei Faktoren von vielen, die das Verhältnis von Politik, Gesellschaft und Wissenschaft bestimmen: dazu gehören sicher auch die Erwartung eines (persönlichen) Nutzens der Wissenschaft und die Vertrautheit mit dem Thema. Aus dieser Gemengelage heraus sind neue Wege vorgeschlagen worden, gesellschaftliche Gruppen oder Gruppen von Bürgern durch partizipative Verfahren an der Bewertung medizinischer Forschungsthemen zu beteiligen. In der basisdemokratischen Variante werden Bürger dazu eingeladen, über einen Zeitraum von meist einigen Tagen mit Experten zusammenzukommen. Die Idee dahinter ist, den Bürger zu befähigen, über das zur Debatte stehenden Thema eine informierte Bewertung abzugeben. Dazu wird er von Experten in die Materie eingeführt und kann sich dann, so die Idee, im Austausch mit anderen Bürgern eine Meinung bilden. Die Idee, für die Gesellschaft relevante Probleme auch unmittelbar mit dem einfachen Bürger zu diskutieren, hat einen gewissen basisdemokratischen Charme. Doch leben wir nicht in einer überschaubaren antiken Polis, in der der Bürger das Recht und vielleicht auch die Pflicht hatte, sich mit allen für das Staatswesen relevanten Dingen selbst zu befassen. Wir dagegen leben in hochkomplexen Staaten, deren politisches System ohne eine Form der repräsentativen Demokratie gar nicht funktionieren könnte. Der einzelne Bürger hat nicht die Zeit und auch nicht die Ressourcen, sich ausreichend mit den einzelnen Themen zu befassen. Nimmt er sich dennoch die Zeit, ist das oft ein Zeichen eines wie auch immer gelagerten Eigeninteresses, was dem Ziel einer ergebnisoffenen Diskussion gerade nicht förderlich ist. Insofern fragt sich letztlich, ob es überhaupt ein Defizit gibt, auf das partizipative Verfahren eine sinnvolle Antwort geben.

Ein einzelner Wissenschaftler kann durch seine Leistungen und der Reputation und Bekanntheit, die er dadurch erlangt, über seine Profession hinauswachsen und einen gewissen Einfluss erlangen – etwa wie der schon erwähnte Pathologe und Gesundheitspolitiker Rudolf Virchow oder James Watson, der zusammen mit Francis Crick das Doppelhelix-Modell der DNA entwarf und Jahrzehnte später ein bedeutender Fürsprecher des Humangenomprojekts war. Trotz dieser hervorgehobenen Stellung einzelner Wissenschaftler ist aber das Wissenschaftssystem der Adressat von Politik und Gesellschaft. Auch wenn der privatwirtschaftliche Teil der medizinischen Forschung seine eigenen Interessenverbände hat, scheint es mir doch so zu sein, dass staatliche und privatwirtschaftliche Forschung nicht als getrennte, womöglich konträre Ziele verfolgende Teile des Wissenschaftssystems. Wenn man sich allerdings die Entwicklung des Tech-Sektors in den letzten Jahrzehnten ansieht, kann man den Eindruck bekommen, dass Einzel Personen doch dem Wissenschaftssystem entwachsen und quasi im Alleingang nichts weniger als den Verlauf der Welt verändern wollen. Wenn sich zwei unermesslich reiche Individuen, von denen der eine als Buchhändler im Internet begonnen hat und der andere mit Kreditkarten-Dienstleistungen reich geworden ist, sich einen Wettstreit über die privatwirtschaftliche Erschließung des Weltraums liefern und dafür Milliarden ausgeben, dann drängt sich die Frage auf, ob hier nicht Gesellschaft und Wissenschaft an den Rand gedrängt werden. Es sei denn, sie stehen als wissenschaftliche Ermöglichungs-Gehilfen in der Gunst des Weltveränderers. (Allerdings kann man auch einen etwas weniger kritischen Blick auf solcherart Aktivitäten werfen und anerkennen, dass dort in der Regel kein Geld für von jeglichem gesellschaftlichem Nutzen befreite Glasperlenspiele verbrannt wird, sondern auch bekannte Technologien ausgereizt und neue entwickelt werden.)

Zu diesem modernen Helden-Narrativ gehört fast zwingend, ein 'Drop-out' zu sein, ein Studienabbrecher, dem die angebliche Enge der Universität so sehr belastete, dass er sich nach kurzer Zeit aus dem als Zwangsjacke empfundenen universitären Bildungskanon befreiten musste, um Erfolg zu haben. Die antiuniversitäre Haltung ist in diesem Narrativ also fast schon eine notwendige Voraussetzung für den Erfolg und die Möglichkeit, der Welt seinen Stempel aufzudrücken und unser aller Leben radikal zu verändernden, etwa den Planeten mit Elektroautos zu retten (Elon Musk), den Weltraum zu besiedeln (Elon Musk) oder das reale Leben gleich in ein anderes, elektronisches Universum zu verlegen (Marc Zuckerberg). Ob dieses besonders im Eigenmarketing gepflegte Selbstbild einiger Tech-Giganten tatsächlich eine neue Ära der Institutionalisierung der Wissenschaft beschreibt oder nicht doch eher einen medial gut zu vermarktenden Aspekt eines an sich eher langweiligen Forschungssystems darstellt, bleibt abzuwarten.

4.2.3 *Wissenschaft braucht Freiheit*

Wenn pauschal vom Fortschritt die Rede ist, den wir durch das wissenschaftliche Arbeiten gemacht haben und in Zukunft weiter erreichen wollen, dann zeigt sich schnell, dass Fortschritte ganz unterschiedlicher Art sein können. Beim Wechsel vom geo- zum heliozentrischen Weltbild zum Beispiel besteht der Fortschritt in einer kosmologischen Theorie. Der Fortschritt beim Haber-Bosch Verfahren liegt in der großtechnischen Gewinnung von Ammoniak aus Bestandteilen der Luft, eines wesentlichen Bestandteils von Kunstdünger, ohne den die grüne Revolution nicht möglich gewesen wäre. Die Entdeckung, dass bestimmte Schimmelpilzarten bakterizide Stoffe bilden können, hat zur Entwicklung der Antibiotika geführt und damit die Behandlung von Infektionskrankheiten revolutioniert. Die Erfindung des Stethoskops schließlich war ein kaum zu überschätzender Fortschritt, erlaubte er es doch erstmals, Erkenntnisse zur Pathologie von Krankheiten, die man an Toten gewonnen hatte, mit inneren Geräuschen des Kranken in Beziehung zu setzen, die durch das Stethoskop hörbar gemacht werden konnten (Herzschlag, Darm- und Lungengeräusche). Grund für den Fortschritt kann also eine Theorie sein oder ein großtechnisches Verfahren, die Entdeckung eines Stoffwechselprodukts bei einem Schimmelpilz oder die Entwicklung eines Instruments für die klinische Patientenuntersuchung. Diese Liste ließe sich problemlos fortführen.

Manche Erfindung oder Entdeckung ist die Leistung eines Einzelnen, wie die Erkenntnis, dass Gebärmutterhalszellen schon Jahrzehnte vor dem Auftreten eines Tumors in diesem Organ eindeutige zytologische Veränderungen zeigen (siehe Kapitel 3.4). Andere Erfindungen oder Entdeckungen „liegen in der Luft", sodass es schwierig sein kann, den eigentlichen Entdecker zu bestimmen – wie etwa bei der Integral-Rechnung, die Leibniz und Newton parallel entwickelten. Wie solche Erfindungen und Entdeckungen in die Welt kommen, ist weitgehend unklar. Halb scherzhaft spricht man von den drei Bs der Kreativität: Bus, Bett, Bad, Orte an denen angeblich häufig entscheidende Einfälle kommen. Nun würde keiner auf die Idee kommen, Wissenschaftlern Betten, Bäder oder gar Busse zur Verfügung zu stellen, um deren Ideenreichtum zu fördern. Zwar kann man im Nachhinein die Entstehungsgeschichte der Erfindung oder Entdeckung rekonstruieren und vermutlich häufig auch Gründe angeben, welche eine bestimmte Entdeckung begünstigten. Aber es scheint doch so, dass sich Kriterien für die Wissensproduktion – gewissermaßen eine Anleitung für den Fortschritt – nur in Ansätzen geben lassen (siehe dazu auch Kapitel 3).

Bei medizinischer Forschung denken wir häufig an Dinge: Labore, vollgestopft mit Glaskolben, Computern und Geräten zum Beispiel, zwischen denen Menschen in weißen Kitteln hin- und herlaufen. Von diesen Dingen kommt in der Natur nichts vor, das heißt vom Kittel bis zum Glaskolben, von der Pipette bis zum Gen-Sequenzier-Gerät alle diese Dinge sind vom Menschen gemacht, mehr noch: von ihm ausgedacht. Gleiches gilt auch von wissenschaftlichen Theorien und Erklärungen. Wenn man also nach den Bedingungen fragt, die wissenschaftlichen Fortschritt möglich machen, ist das zunächst mal die Gedanken-Freiheit! Wissenschaftlicher Fortschritt, zumindest bei bahnbrechenden Entdeckungen oder Erfindungen, schlägt neue Richtungen ein, was bedeutet, dass oft bisher für richtig gehaltene Hypothesen oder Theorien infrage gestellt werden. Wissenschaftlicher Fortschritt ist also nicht notwendig linear oder kumulativ.[32] Der Wechsel zum kopernikanischen Weltbild ist eher ein Austausch denn eine Fortentwicklung des bis dahin gültigen ptolemäischen Weltbilds. Natürlich ist es nicht sinnvoll, alles immerzu infrage zu stellen, aber im Prinzip muss das möglich sein, um für den Fortschritt in all seinen Ausprägungen offen zu sein. Daher braucht Wissenschaft zunächst und vor allem Gedanken-Freiheit. Damit eng verbunden ist die Freiheit des Gedankenaustauschs. Ohne eine freie kritische Diskussion auch kontroverser Themen dürfte sich die Wissenschaft um einiges langsamer und weniger erfolgreich entwickeln. Schließlich braucht Wissenschaft eine institutionelle Absicherung. Gemeint sind Universitäten und privat oder staatlich finanzierte außeruniversitäre Forschungseinrichtungen, die Wissenschaftlern Lohn und Brot geben. Ohne eine existenzielle Absicherung nützt auch die Gedanken-Freiheit nicht viel. Mindestens im Bereich der empirischen Wissenschaften reicht die Freiheit im Denken aber nicht aus, denn es müssen Experimente durchgeführt, Expeditionen ausgerüstet, Geräte und Labore gebaut werden und so weiter.

Was Bacon schon vorausgesehen hatte, die institutionell abgesicherte Forschungsfreiheit, bekam durch Humboldt und Mill ihre philosophische Begründung. Für Humboldt ist Freiheit Voraussetzung dafür, dass Menschen überhaupt nach etwas streben können – und zwar jeder auf seine Weise in zunächst „unbestimmt mannigfaltiger Tätigkeit." Sich Ziele zu setzen, nach ihrer Erfüllung zu streben, ist auch für Humboldt das, was den Menschen auszeichnet. Bildung ist für ihn das Mittel, die dafür nötigen Fähigkeiten und Talente zur Entfaltung zu bringen. Dabei scheint Humboldt eine klare Vorstellung davon zu haben, wie ein gebildeter Mensch zu sein hat. Sicher hat er dabei nicht die Mitglieder der unteren Schichten im Blick. Ohnehin blieben die Universitäten bis weit in das zwanzigste Jahrhundert elitäre Einrichtungen, die mit der Massenuniversität von heute nicht viel gemein hat.

Auch Mill hatte eine klare Vorstellung davon, wonach der Mensch streben sollen. Er prägte den Satz, dass ein Leben als trauriger Sokrates besser sei als das eines glücklichen Schweins. Insgesamt bekommt man aber den Eindruck, dass Mill, anders als Humboldt, unentschieden ist, ob es sich bei dem Ranking Sokrates – Schwein um mehr als eine subjektive Präferenz handelt oder ob er meint, dass es dafür eine allgemeingültige Axiologie (Wertlehre) gibt. Nun ist die Frage, welches Bildungsideal im Anschluss an Humboldt und Mill für die heutigen Universitäten gelten sollte, zwar eine wichtige, aber keine, deren Beantwortung für die Rahmenbedingungen medizinischer Forschung von unmittelbarer Bedeutung ist. Auf der anderen Seite hat die Medizin sich schon vor Jahrzehnten immer mehr auf die Ausbildung von Medizinern verlegt, und die Forderung, Ärzte müssten auch eine Bildung der Persönlichkeit und des Charakters erfahren, zum Thema der sprichwörtlichen Sonntagsreden verkommen lassen.

Natürlich hat auch die Forschungsfreiheit Grenzen. Wo genau die Grenzen verlaufen, kann im Einzelnen durchaus kontrovers sein. Wenn eine wissenschaftliche Theorie oder ein Forschungsvorhaben nach gründlicher juristischer und ethischer Prüfung nicht haltbar ist, müssen unter Umständen auch Verbote ausgesprochen werden. Allerdings gibt es auch überschießende Entwicklungen wie die sogenannte Cancel Culture. Das so bezeichnete Phänomen ist insofern fragwürdig, als offenbar versucht werden soll, bestimmte Themen oder Standpunkte von vornherein nicht zur Diskussion zuzulassen, also die wissenschaftliche Meinungsfreiheit für bestimmte missliebige Themen und Personen außer Kraft zu setzen. Ein kulturell sich verbreitender Trend zur Diskussionsverweigerung ist ein Problem, für das man Lösungen finden muss. Die Cancel Culture wird allerdings bedrohlich, wenn sie nicht nur einzelne Personen dazu bewegt, ihr eigenes Vorurteil über die Zulässigkeit bestimmter Thesen kategorisch über die Meinung anderer zu stellen, sondern dabei auch auf die Institutionen übergreift, die gerade ein Ort freier Diskussion sein sollen – die Universitäten. Wenn eine Universitätsleitung leichtfertig zum Beispiel Vorträge wegen angeblicher Sicherheitsbedenken absagt, dann gefährdet sie die Diskussions- und Forschungsfreiheit innerhalb ihrer Grenzen. Nun wäre es verkürzt zu behaupten, dass erfolgreiche Wissenschaft nur in einem liberalen Rechtsstaat gedeihen kann. Schließlich werden auch im autokratischen China Labore gebaut und Taikonauten ins All geschossen. Und ganz sicher lebte und forschte Galileo nicht in einer Demokratie. Seine Forschungsfreiheit garantierte ihm der Großherzog der Toskana, der vermutlich keine demokratischen Sympathien hegte. Galileos Eintreten für das heliozentrische Weltbild und der draus entstandene Konflikt mit der Kirche ist geradezu das Paradebeispiel für die Gefährdung der Forschungsfreiheit, wenn letztere nicht rechtlich und institutionell abgesichert ist. Die Freiheit zu Forschen ist dann nämlich nur ein fragiles Gebilde, das abhängig ist von der Protektion eines Mächtigen – der Forscher wird zum Günstling.

Auch in Demokratien sollte man nicht ohne Weiteres davon ausgehen, dass wissenschaftliche Expertise von der Politik immer ernst genommen und angemessen berücksichtigt wird. Es sind in der Regel aber vorsichtige Versuche, die Wissenschaftler als weltfremd und zerstritten darzustellen („Die Herren Professoren ...", „zwei Professoren, drei Meinungen") oder aus ihren Empfehlungen, sich nur diejenigen heraus zu picken, die zu ihrer Politik passen, die anderen aber vornehm nicht zu beachten. Im Übrigen würde auch der politische Gegner jede größere Abweichung von den Empfehlungen der Wissenschaft als Fehler anprangern. In Deutschland wurden während der COVID-19-Pandemie die wesentlichen Entscheidungen nicht ohne vorherige wissenschaftlicher Beratung und meist im Einklang mit den Vorschlägen der Wissenschaftler getroffen. Mit einem gewissen Optimismus kann man also festhalten, dass die Wissenschaften in den freiheitlichen Demokratien derzeit ein gewisses Gewicht auch in der Politik haben. Wie sich gezeigt hat, ist auch das westliche Wissenschaftssystem bis zu einem gewissen Grad abhängig von politischer Einflussnahme (siehe oben 4.2). Betrachtet man im Vergleich dazu aber die Art und Weise, in der Chinas autokratische Führung Kritiker ihrer Strategie zur Bekämpfung von COVID gängelt und mundtot macht und so drakonische wie wissenschaftlich zweifelhafte Maßnahmen zur Eindämmung der Pandemie als „Volkskrieg gegen das Virus" durchsetzt, dann sieht man, was wir zu verlieren haben. Die Fantastereien eines Donald Trump über seine Kompetenzen als oberster COVID-Bekämpfer zeigen jedoch, wie schnell auch ein über Jahrzehnte bewährtes System der wissenschaftlichen Gesellschaftsberatung unter Druck geraten kann.

Von Rudolf Virchow stammt der viel zitierte Satz: „Die Medizin ist eine soziale Wissenschaft, und die Politik ist nichts weiter als Medizin im Großen." Auf den ersten Blick hat dieser Satz etwas Unklares, aber auch Übertriebenes, fast schon Überhebliches. Wenn er zitiert wird, dann folgt häufig der Hinweis, Virchow sei ja auch ein Reformarzt gewesen. Ganz so als sei es erklärungsbedürftig, dass einer der brillantesten und berühmtesten Wissenschaftler seiner Zeit es für nötig befand, sich mit der Rolle der Medizin in der Gesellschaft zu befassen. (Virchow wurde in den Reichstag gewählt und engagierte sich als Sozial- und Gesundheitspolitiker.) Tatsächlich scheint die Medizin häufig sich selbst genug. Natürlich sind sich die Mediziner bewusst, dass die Medizin ein bedeutender Teil der Gesellschaft ist. Mein subjektiver Eindruck ist, dass viele Mediziner die enge Verknüpfung des Gesundheitssystems mit der Gesellschaft nicht als Abhängigkeit sehen, sondern eher als Machtposition;

die Leute werden halt immer krank, Ärzte werden immer gebraucht. Dabei sollte in diesem Kapitel eines klar geworden sein: Die klinische Medizin und auch das medizinische Forschungssystem sind für ihre weitere Entwicklung von Bedingungen abhängig, die sie selbst kaum gewährleisten können. Das Gesundheitssystem, wie hier es heute kennen – mit im Prinzip der gleichen Behandlung für jedermann – ist historisch eng verknüpft mit der Entstehung der modernen Demokratie und der Schaffung eines gewissen Wohlstands für alle. Geht der Wohlstand verloren, geht vor allem die solidarische Finanzierung, die bislang weitgehend von einer finanzstarken Mittelschicht getragen wird, verloren, verliert das Gesundheitssystem sein Fundament. Vermutlich würde sich dann eine Medizin für vermögende und eine für Habenichtse herausbilden – mit dazu passenden Armenärzten und Ärzten für Reiche. Das heute so gepflegte Bild des Arztes, der sich gleichermaßen in den in den Dienst aller Bedürftigen stellt, wäre dann nicht mehr realistisch.

Das medizinische Forschungssystem verdankt sich in seiner institutionellen Ausprägung dem gesellschaftlichen Nutzen, den es in der Vergangenheit zweifelsohne hatte und der Hoffnung – besser: der Erwartung – dass dieser Fortschritt noch lange nicht vorbei ist. Um diesem Anspruch auch in Zukunft zu genügen, braucht es neben sehr viel Geld auch den Willen und das Vertrauen der Politik, die Wissenschaft gewähren zu lassen.

KAPITEL 5

Eine neue Natur?

5.1 Alter, Krankheit, Tod

Alter, Krankheit und Tod gehören unverrückbar zum Menschsein. Wir alle werden irgendwann alt und fast alle werden wir dabei auch krank. Wir müssen uns, ob wir es wollen oder nicht, irgendwie mit dem Alter arrangieren, Kompromisse schließen und sicher geglaubtes Terrain aufgeben. Es ist schrecklich, wenn Körper und Geist, mit denen man über Jahrzehnte kraftvoll wirken und gestalten konnte, nun langsam schwächer werden und verfallen. Natürlich gibt es gelegentlich einen Achtzigjährigen, der uns auf dem Weg zur Almhütte hinauf überholt und fröhlich einen guten Tag wünscht. Oder eine Fünfundneunzigjährige, die gerade ihren sechsten Roman veröffentlicht. Aber das sind seltene Ausnahmen. In den meisten westlichen Ländern steigt die Zahl der alten Menschen kontinuierlich an und nimmt das Leiden im Alter kontinuierlich zu. Das ist eben so, da kann man nichts machen.

Und dann ist da ja auch noch der Tod, der große Vernichter aller Pläne, aller Hoffnung, aber auch allen Leids und allen Unglücks. (Es sei denn, man glaubt an ein Leben nach dem Tod. Ein Thema, zu dem der Wissenschaftler nichts wird beitragen können als die Bemerkung, dass die Wissenschaft dazu eben nichts hergibt.) Der Tod kann erlösend sein, aber er verhindert oft auch, dass Dinge zu Ende gebracht werden können; dass ein Familienstreit beigelegt, ein Buch zu Ende geschrieben wird –, einmal noch Pommes Schranke, einmal noch in den Jazz Keller.

Es ist aber angesichts der Tatsache, dass wir alle sterben müssen, unverständlich, wie wenig dieses Thema von den Betroffenen, d. h. von uns allen ernst genommen wird. Geboren zu werden und zu sterben sind die beiden wirklichen Konstanten, die unser Leben einrahmen. Dennoch ist es immer wieder verwunderlich, wie wenig selbst diejenigen, bei denen eine tödliche Krankheit diagnostiziert wurde, bereit sind, sich mit dem eigenen Tod auseinanderzusetzen. Das findet seinen Widerhall auch im gesellschaftlichen Umgang mit dem Thema. Während manche Paare Wochen und Monate damit zubringen, in allen Details über das Für und Wider einer Wassergeburt zu diskutieren, und einen detaillierten Ablaufplan ausgearbeitet haben, welcher Nachbar während der Hausgeburt den Briefkasten leert, ist in vielen Familien beim bevorstehenden Tod eines Angehörigen nicht mal geklärt, wer die Vollmacht hat, sich um finanzielle Belange zu kümmern; geschweige denn, dass eine Patientenverfügung oder eine Vorsorgevollmacht existiert. Und obwohl bekanntlich die wenigsten Menschen friedlich zu Hause im Bett sterben, sondern im Krankenhaus im schrillenden Alarm der Überwachungsgeräte, fühlen sich viele Todkranke und auch viele Angehörige im Gesundheitswesen allein gelassen, wenn es um die Frage geht, wie die letzten Tage und Wochen des Lebens gestaltet werden sollen. Und das, obwohl, ich wiederhole mich da, Sterben und Tod keine seltenen Erkrankungen sind.

Ich will überhaupt nicht abstreiten, dass man als alter und kranker Mensch auch noch viel Spaß haben und Glück empfinden kann. (Zum Beispiel macht mir als Halb-Alten und Kranken das Abfassen dieser Zeilen viel Vergnügen.) Und nun könnte ich das Kapitel hier versöhnlich enden lassen mit einer halb-fernöstlichen, halb-antiken Weisheit à la "Kämpfe keine Schlachten, die Du nicht gewinnen kannst." Aber was, wenn man diese Schlachten doch gewinnen könnte? Wenn es der medizinischen Forschung gelingt, noch weitaus mehr über die Entstehung von Krankheiten in Erfahrung zu bringen, sodass Krankheiten viel früher als bisher behandelt werden könnten? Noch besser wäre es, den Ausbruch von Krankheiten gleich ganz zu verhindern, indem man entsprechende (genetische) Veränderungen vornimmt. Und warum dabei stehen bleiben? Warum nicht erkannte Schwachstellen in geeigneter Weise verbessern? Angesichts der vielfältigen Arten von Leiden, mit denen uns Mutter Natur beschenkt hat, muss man sich fast wundern, wie kontrovers diskutiert wird, ob eine Verbesserung des menschlichen Organismus wünschenswert ist. Ist im Gegenteil die Autoevolution unserer doch so anfälligen Existenz nicht vielleicht sogar eine Pflicht?

Es kann gut sein, dass der Weg hin zu einer überarbeiteten Neuausgabe, einem Menschen 2.0, zu viele Opfer kosten und möglicherweise dennoch nicht ans Ziel führen würde. Aber die Behauptung, dass Krankheit und Sterblichkeit die unverrückbaren Grenzen der Conditio Humana sind, ist auch nur eine Hypothese.

Eine andere lautet: Nur weil wir Menschen oft alt und krank aus unserem Leben schleichen und das immer schon so war, ändert sich nichts daran: Der Tod und seine Vorboten – die Krankheiten – sind ein Skandal und gehören abgeschafft. Offensichtlich hat die erste These – Sterben und Krankheit gehören unvermeidlich zur menschlichen Natur – schon allein aus pragmatischen Gründen die höhere Plausibilität. Im Grunde ist diese Hypothese beim Stand des derzeitigen Wissens und Könnens der Medizin eine Gewissheit; und so habe ich sie ja auch eingeführt. Aber die medizinische Forschung hat, wie das in diesem Buch immer wieder betont worden ist, die medizinische Versorgung enorm vorangebracht: Dass man eines Tages die Pocken ausrotten und

Operationen am offenen Herzen durchführen würde, war vorher auch so gut wie undenkbar. Warum sollte das Ende dieses Weges schon erreicht sein?

5.2 Altersforschung und die menschliche Natur

Anfang der 1990er-Jahre, als ich in Heidelberg die Laborexperimente für meine Doktorarbeit durchführte, war die Molekularbiologie immer noch ein sehr junges Fach. 1981, also erst zehn Jahre vorher, war überhaupt das erste transgene Tier hergestellt worden, eine Maus. 1983 wurde die PCR-Methode entdeckt, die heute jedermann wenigstens dem Namen nach geläufig ist: als PCR-Test zur sicheren Feststellung einer Coronavirus-Infektion. Das Labor von Detlev Ganten hatte gerade die ersten transgenen Ratten hergestellt. Meine Aufgabe war es, mit der PCR-Methode bestimmte Gewebe dieser Ratten-Linie näher zu charakterisieren. Damals war das ein ziemlich avanciertes Labor, und der Stolz dazuzugehören, war nicht gering. Man brauchte allerdings Durchhaltevermögen: Die PCR-Verbrauchsmaterialien waren ständig knapp – gelegentlich fand man in den persönlichen Boxen, in denen man seine Materialien, besonders die Polymerase aufbewahrte, eben diese gerade nicht mehr, dafür ein Zettelchen der Kollegen, auf den sie einen Smiley und „Fuck You!" gepinselt hatten. Heute ist vieles von dem, was wir damals in Handarbeit machten, längst automatisiert und Routine. Und die Erfolge sind beachtlich: Menschliches Insulin für die Behandlung der Diabetes wird schon lange in transgenen Bakterien produziert (in Escherichia Coli, die auch im Darm vorkommen). Transgene Ziegen geben über die Milch ein menschliches Protein ab, das bei bestimmten Bluter-Erkrankungen des Menschen fehlt. Außerdem haben neue Werkzeuge wie die Zink-Finger-Genscheren in jüngster Zeit die gezielte und hochpräzise Veränderung des Genoms sehr einfach werden lassen.

Man spricht mittlerweile selbstbewusst vom gene-editing, wobei man an das Edieren von Texten erinnert wird, also dem anspruchsvollen Korrigieren und auch Verbessern von Texten durch einen Fachmann. Zwischen den ersten erfolgreichen Interventionen in das Genom von Tieren, die sehr zeitaufwendig und fehlerbehaftet waren, und den heutigen hochpräzisen Methoden der gezielten und leicht zu verwirklichenden Intervention in das Genom liegen gerade einmal 40 Jahre.

Dabei ist die Genetik bei Weitem nicht das einzige vielversprechende Forschungsgebiet, mit dem weitreichende Eingriffe in die Natur des Menschen möglich sein könnten. Neben der DNA haben noch weitere Molekülklassen das Interesse der Forschung gefunden: etwa RNA, Lipide, Zucker und

Botenstoffe. Vor allem aber die Proteine. Sie bestehen aus langen Aminosäureketten. Eine komplizierte Faltung dieser Ketten führt letztlich zur dreidimensionalen Struktur eines Proteins. Es hat sich herausgestellt, dass die Struktur, die eine Aminosäurekette annehmen wird, nicht vollständig in der DNA festgelegt ist. Schätzungen zufolge haben wir in unserem Genom zwischen 20.000 und 25.000 Gene, aber bis 400.000 Proteine. Aus der Kenntnis des Gens lässt in der Regel nicht das genaue Protein ableiten. Die Proteomik untersucht in einer Zelle vorhandene Proteine, ihre Veränderung von Struktur und Ort, die Wechselwirkungen zwischen ihnen sowie ihren Aufbau. Das Proteom ist hochdynamisch und seine Zusammensetzung ist abhängig von der Genexpression, aber auch von Umweltfaktoren. Bis in die Neunzigerjahre des letzten Jahrhunderts gab es kaum Methoden, um diese komplexen Prozesse mit der wissenschaftlich gebotenen Genauigkeit und Reproduzierbarkeit bei vertretbarem Aufwand zu analysieren. Auch die heute verfügbaren enormen Rechenkapazitäten (Big Data) hätten damals noch nichts genutzt, weil qualitativ hochwertige Daten eben nicht zur Verfügung standen. Inzwischen hat sich das Bild gewandelt und es ist möglich, Protein-Expressionsprofile zu erstellen. Das Ziel ist die Katalogisierung von Zellen – mit einer Auflösung von unter einem Nanometer, um spezifische Unterschiede aufzudecken, die durch Krankheiten ausgelöst werden könnten. Proteine sind bei fast allen Ereignissen im Körper von Bedeutung, sie stoßen Prozesse an, lenken und beenden sie. Um zu verstehen, wie Proteine wirken, welche Veränderungen etwa durch Krankheiten entstehen, muss man ihre Struktur kennen. So finden sich bei Alzheimer und Typ2-Diabetes typische Veränderungen durch falsch gefaltete Proteine. Auch für die Vorhersage der Wirksamkeit von Medikamenten und für das gezielte Proteindesign benötigt man sie. Allerdings war die Aufklärung der dreidimensionalen Struktur von Proteinen jahrzehntelang sehr schwierig, aufwendig und langwierig. Eine Vorhersage auf der Grundlage der Aminosäuresequenz nur schwer möglich. Seit einigen Jahren gibt es daher Bemühungen mithilfe moderner Programmiertechniken („Künstliche Intelligenz". Siehe dazu näher Kapitel 6.4) diese Aufgabe zu lösen. Mit dem im Jahr 2020 vorgestellten AlphaFold ist dies gelungen.[33] Trainiert wurde das Programm mit bereits bekannten und gut beschriebenen Effekten von korrelierten Mutationen auf die dreidimensionale Struktur von Proteinen. Mittlerweile liegen für fast alle Proteine des Menschen dreidimensionale Strukturmodelle vor.

Von der Modellierung komplexer Prozesse mithilfe großer Datenmengen, wie man sie zum Beispiel auch aus der Klimaforschung kennt, erhofft man sich vertiefende oder gar neue Einsichten in die biologischen Prozesse. Dazu könnte neben den bisher im Fokus stehenden Krankheitsursachen aber auch die Entschlüsselung von Alterungsprozessen gehören. All dies ist zumindest teilweise noch Zukunftsmusik, doch angesichts der hier immer wieder herausgestrichenen Erfolgsgeschichte der wissenschaftlichen Medizin seit ca. 1850 sollte man nichts voreilig ausschließen. Oder um es weniger fatalistisch zu sagen: Man sollte eigentlich nichts unversucht lassen, dem Alter auf die Schliche zu kommen und es, wenn schon nicht ganz zu besiegen, ihm und seine es begleitenden Gebrechen den Schrecken zu nehmen. Ob es gelingt? Wir wissen es nicht. Es wäre eine Revolution, gewiss. Aber ohne wissenschaftliche Revolutionen wäre die Erde eine Scheibe und Gott würde den Menschen immer noch aus Lehm kneten.

5.3 Unkontrollierte Eingriffe in die Natur des Menschen

Angenommen die Medizin wird es möglich machen, die Krankheitsanfälligkeit des Menschen drastisch zu verringern und vielleicht sogar die Sterblichkeit wenn nicht zu überwinden, so doch die Lebensdauer deutlich zu verlängern. Dürfen wir dann tun, was wir könnten? Oder sollten wir uns selbst Grenzen setzen? Eine Befürchtung in diesem Zusammenhang ist, dass die Entwicklung und Anwendung solcher Techniken unkontrolliert vorangetrieben werden könnte. Eine Kontrolle sei aber nötig, um gefährliche und/oder moralisch fragwürdige Eingriffe in die menschliche Natur zu verhindern.

Entgegen der großen Aufregung, mit der diese Frage häufig diskutiert wird, braucht man sich wohl keine Sorgen darüber zu machen, dass solche Verfahren, über deren Nutzen sicher noch kontrovers gesprochen werden muss, unkontrolliert oder gar im Verborgenen entwickelt werden könnten.[34] Sicher lassen sich einzelne Versuche geheim halten, aber eine Entwicklung, die das Potenzial hat, nicht nur einzelne Menschen zu verändern, sondern die Natur des Menschen (der Menschheit) wird kaum unbemerkt vonstattengehen: Der Erfolg der modernen wissenschaftlichen Medizin beruht, wie schon erläutert, ganz wesentlich auf der Institutionalisierung und Arbeitsteilung der Forschung. Zudem ist sie sehr kostspielig (Kapitel 3.6). Es gibt keinen Grund, warum das bei der uns hier interessierenden Forschung anders sein sollte. Um es plakativ zu formulieren: Die Annahme, dass es einer Organisation, einem Staat oder einer Firma gelingt, unbemerkt eine Population von "neuen" Menschen herzustellen, die praktisch nicht mehr krank und daher 500 Jahre alt werden können, scheint mir wenig plausibel. Die Entwicklung der dafür notwendigen Verfahren würde entlang bekannter Pfade verlaufen: Es würden Labore gebraucht, Laborgeräte, Chemikalien, Versuchstiere und natürlich viele Wissenschaftler, die ausgebildet werden müssen. Mir erscheint es wenig plausibel, dass derartig umfangreiche Arbeiten, die Jahre und Jahrzehnte brauchen würden und enorme Finanzmittel voraussetzen, dauerhaft der gesellschaftlichen Kontrolle und Regulierung entzogen werden können.

Sicherlich haben Staaten wie China weit entwickelte Fähigkeiten zur Geheimhaltung. Doch ließ sich während der COVID-19-Pandemie unschwer erkennen, dass es der chinesischen Staatsführung nur eingeschränkt gelang, den Informationsfluss in ihrem Sinn zu steuern. Ganz generell haben diverse Whistle-Blower Fälle in den letzten Jahren gezeigt, wie schwer es ist, Informationen, die einer größeren Anzahl von Personen bekannt sind beziehungsweise, zu denen sie Zugang haben geheim zu halten.

Die sich entwickelnden Möglichkeiten, in den menschlichen Organismus einzugreifen, erzeugen vielfach Unbehagen. Damit sind nicht nur konkrete Risiken gemeint wie mögliche gesundheitliche Schäden solcher Eingriffe. Für diese gibt es etablierte Risiko-Diskurse. Eher geht es um ein mehr oder weniger diffuses Gefühl, dass solch tiefe Eingriffe in das große Ganze unseren Horizont überschreiten und deshalb nur mit großer Vorsicht oder besser gar nicht angegangen werden sollten. Um diesem Unbehagen Ausdruck zu verleihen, ist häufig von der 'Natürlichkeit', der 'Natur des Menschen' und Ähnlichem die Rede, die durch dieses Eingriffe gefährdet sei. Die Häufigkeit von Argumenten mit der Natur sollte aber nicht darüber hinwegtäuschen, dass das Wort 'Natur' in verschiedenen Bedeutungen verwendet wird. So liegt der Verdacht nahe, dass wir es nicht nur mit einer Wortfamilie – Natur, Natürlichkeit, Natur von ... und so weiter – zu tun haben, sondern auch mit verschiedenen Begriffen. Ein Weg mit der Begriffsvielfalt umzugehen, ist es, dieses Wort ganz zu vermeiden. Ein Problem löst sich aber nicht auf, indem man nicht darüber spricht. (In gewisser Weise wäre das so, als würde man von der Box, in der man seine unbezahlten Rechnungen aufbewahrt, das Etikett „Unbezahlte Rechnungen" abreißen in dem irrigen Glauben, damit würden sich auch die Rechnungen erledigen.) Eine konstruktive Skepsis gegenüber Argumenten mit der Natur ist aber angebracht und man sollte ihnen keine allzu große Begründungslast aufbürden.

Wenn ich in diesem Buch den Begriff 'Natur' verwende, dann im Rahmen einer klassisch anthropologischen Konzeption der Natur. Diese verwendet als konstituierende Merkmale des Menschen (der Natur des Menschen) seine Krankheitsanfälligkeit, Sterblichkeit und seine mentalen Fähigkeiten; wobei letztere ihm eine gewisse Sonderstellung im Kosmos sichern sollen. Die Natur des Menschen wird dabei weniger biologisch verstanden – der Mensch als Maschine oder Organismus – im Vordergrund steht stattdessen das subjektive Erleben des Menschen, wie dies im Zusammenhang mit der Frage nach einem adäquaten Menschenbild für die Medizin schon diskutiert wurde (Kapitel 2.5 und 2.6).

EINE NEUE NATUR?

Wie gesagt, wird 'Natur' und so weiter auch noch in anderer Weise verwendet. Etwa in der Absicht, Veränderungen der Natur zu beschreiben oder aber auch zu bewerten. Schneidet man einem Rind die Hörner ab, stellt man einen Zustand her, der so sonst nicht vorkommt. Man könnte sagen: dieser Zustand sei 'nicht natürlich'. Damit ist zunächst nur eine Veränderung beschrieben, aber noch nicht bewertet, also nicht geklärt, ob diese Veränderung – hier das Abschneiden der Hörner – (moralisch) verboten, erlaubt oder vielleicht sogar geboten ist, ob es sinnvoll nützlich, vertretbar, angemessenen und so weiter ist oder nicht. Dazu bedarf es einer weiteren Argumentation, denn dass ein Zustand normalerweise nicht vorkommt, heißt nicht, dass er schon allein deswegen negativ oder positiv zu bewerten ist. Die unreflektierte Vermengung von beschreibenden und bewertenden Argumenten ist ein häufiger Grund dafür, dass man nicht einmal zu einem gemeinsamen Verständnis davon kommt, was denn überhaupt das zu lösende Problem ist. Um Veränderungen mit Blick auf ihre Natürlichkeit näher zu beschreiben, kann man zwischen 'genetischer Natürlichkeit' und 'qualitativer Natürlichkeit' unterscheiden.[35] Während die 'genetische Natürlichkeit' eine unbeeinflusste Entstehung (Genese) einer Entität bezeichnet, wird die 'qualitative Natürlichkeit' für die Zusammensetzung einer Entität verwendet. Insulin zur Behandlung einer Diabetes-Erkrankung zum Beispiel wird heute häufig in Bakterien hergestellt, denen ein menschliches Insulin-Gen eingepflanzt worden ist. Die Genese des Insulins ist offensichtlich 'nicht natürlich', die Zusammensetzung des aus den Bakterien gewonnenen Insulins ist dagegen nahezu identisch mit dem im menschlichen Körper produzierten Insulin – also 'qualitativ natürlich'. (Damit ist nichts über die normative Bewertung des gentechnisch hergestellten Insulins gesagt.)

Weiterhin wird versucht, die 'Eingriffstiefe' in den menschlichen Organismus als Kriterium für die 'Natürlichkeit' verwenden. Allerdings müsste erst mal geklärt werden, worein eigentlich eingegriffen wird: In die 'Natur', den 'Organismus' oder noch etwas anderes? Und wonach würde man die 'Tiefe eines Eingriffs' überhaupt bemessen? Wohl kaum in Zentimeter. Vielleicht in Prozent veränderter Basen-Paare im Genom des veränderten Organismus? Sicherlich kann man solche Maßzahlen entwickeln, aber es ist bis auf Weiteres nicht recht einzusehen, was solche Parameter nützen sollten. Immerhin lässt sich mit der 'Eingriffstiefe' die Intuition einfangen, dass direkte Veränderungen am Genom weniger 'natürlich' seien, als die klassische Züchtung, die die natürliche Reproduktion nutzt.

Schließlich wird auch versucht, über die 'Geschwindigkeit' mit der Veränderungen eintreten, zu einer Differenzierung solcher Veränderungen zu kommen. Das Züchten von Tieren und Pflanzen ist seit Jahrtausenden Teil der menschlichen Kultur und uns vertraut. Die Molekularbiologie dagegen ist erst wenige Jahrzehnte alt und die wenigsten wissen, was und wie dort eigentlich gearbeitet wird. Veränderungen, die auf molekularbiologischen Verfahren aufbauen, wäre demnach 'zu schnell' und damit 'nicht natürlich'. Auch hier stellt sich wieder die Frage, wie man die 'Veränderungsgeschwindigkeit' denn eigentlich messen soll und wofür man ein solches Maß gebrauchen kann.

Insgesamt wird man wohl feststellen müssen, dass der Versuch mit der Rede von der 'Natürlichkeit' einem weit verbreiteten, diffusen Unbehagen an Eingriffen in die Biologie des Menschen einen begrifflichen Rahmen zu geben, kaum überzeugen kann. Die vorgeschlagenen Merkmale wie 'Eingriffstiefe' und 'Veränderungsgeschwindigkeit' mögen eine gewisse Anfangsplausibilität haben. Dass man sie zu trennscharfen Kriterien ausarbeiten könnte, erscheint einfach unplausibel.

Soll der Begriff 'Natürlichkeit' über die Beschreibung von Veränderungen hinaus auch zu deren moralischer Beurteilung herangezogen werden, braucht es ein Argument, das einen natürlichen oder unnatürlichen Zustand moralisch auszeichnet. Zum Beispiel könnte man argumentieren, dass Gottes Schöpfung nicht verändert werden dürfe. Gottes Schöpfung wäre dann der natürliche Zustand und jeder Eingriff moralisch untersagt. Nun sind Argumente, die auf Gott als Grund moralischer Regeln verweisen, davon abhängig, dass es erstens einen Gott gibt und zweitens dieser auch der Grund für moralische Regeln ist, an die wir uns alle halten sollen. In den aktuellen bioethischen Debatten spielen explizit theologische Argumente keine große Rolle mehr. Wie auch in vielen Weltregionen die Zahl derer, die sich an göttliche Gebote gebunden fühlen, teils schnell abnimmt. Wenn häufig von einem Unbehagen an Eingriffen in die Natur die Rede ist, so könnte es sein, dass dabei moralische Vorstellungen von der Schutzwürdigkeit der Natur mitschwingen, die sich philosophiegeschichtlich an theologische Argumente anlehnen, aber gewissermaßen nur die Schlussfolgerung übernehmen und die ursprüngliche Begründung fallen lassen. Ein anderes Argument, mit dem der Natürlichkeit ein moralischer Wert zugewiesen werden soll, stützt sich auf die Annahme, dass die Natur in sich in einem mehr oder weniger geordneten, stabilen Zustand befindet. Ein unnatürlicher Eingriff in diesen möglicherweise sehr fragilen Zustand, so das Argument, könnte zu einer ungewollten Destabilisierung und zu schädlichen Folgen führen. Wer trotz der damit verbundenen Gefahren in die Natur eingreift, das natürliche Gleichgewicht gefährdet, handelt daher unmoralisch. Ökosysteme, aber auch Spezies wie der Mensch haben sich über Millionen von Jahren hinweg entwickelt und Eingriffe können unter Umständen zu drastischen Veränderungen führen. Wie die von europäischen Siedlern nach Australien gebrachten Tiere, die verheerende Schäden in der dortigen Fauna anrichteten. Die Schlussfolgerung, besser umsichtig mit der Natur umzugehen, ist nicht von der Hand zu weisen.

Die Rede von der Natürlichkeit bei einer entsprechenden Differenzierung der Terminologie ist geeignet, Eingriffe in die menschliche Natur zu beschreiben. Darüber hinaus lassen sich mit dem Begriff der Natürlichkeit moralische Bedenken gegenüber solchen Veränderungen formulieren. Kriterien für die moralische Bewertung solcher Eingriffe lassen sich auf diesem Weg jedoch nicht überzeugend entwickeln.

5.4 Normal, krank, verbessert

Während Eingriffe in die genetische Konstitution des Menschen, wie im vorigen Kapitel ausgeführt, häufig mithilfe des Naturbegriffs und seiner Derivate charakterisiert werden, wird bei medizinischen Maßnahmen eher der Begriff der Normalität verwendet. Zwar lässt sich eine Herztransplantation oder das Einsetzen eines künstlichen Hüftgelenks als Eingriff in die Natur des Menschen zu bezeichnen. Der Zustand nach einer ärztlichen Maßnahme ist in dieser Diktion dann folgerichtig ein nicht-natürlicher Zustand. Auch eine Impfung oder das Einsetzen einer Spirale sind in dieser Logik nicht-natürliche Eingriffe und haben einen nicht- natürlichen Zustand zur Folge. Es ist leicht einzusehen, dass in der Perspektive des Arztes und seines Patienten eine solche Redeweise merkwürdig erscheint. Stattdessen wird im Kontext der Medizin eher von Normalität gesprochen. Dass eine erfolgreiche Bypass-Operation einen nicht-natürlichen Zustand des Körpers herstellt, ist für Arzt und Patient weitgehend irrelevant. Das aber mit dieser OP die Funktionsfähigkeit des Herzens mehr oder weniger normalisiert wird, ist dagegen von großer Bedeutung. Ähnlich wie schon im letzten Abschnitt für den Begriff der Natur erläutert, wird auch der Begriff der Normalität beschreibend und bewertend gebraucht.

Wenn es zum Beispiel um eine Behandlung von Prüfungsangst durch chemische Substanzen geht, stellt sich die Frage, was eigentlich der Normalzustand ist. Eine gewisse Anspannung vor Prüfungen würden viele vermutlich als normal und sogar förderlich für die Konzentration ansehen. Der Normalzustand ist also nicht 'keine Prüfungsangst'. Zweifellos gibt es aber auch Fälle, in denen eine zu große Anspannung oder Angst eine erfolgreiche Prüfung geradezu verhindert. Welches Maß an Anspannung noch normal ist und welches nicht, welches vielmehr krankhaft ist, lässt sich nicht empirisch beantworten, sondern ist wenigstens teilweise eine moralische Frage.

In einem sehr einfachen Verständnis ist die Heilung einer Krankheit die Wiederherstellung des Normalzustandes. Wenn sich jemand zum Beispiel einen Knochen bricht, dann wird die Bruchstelle gerichtet und unter Umständen mit Schrauben und Platten fixiert. Wenn der Knochen dann geheilt ist, werden die Schrauben und Platten wieder entfernt und zurück bleibt, so die vereinfachte Vorstellung, ein vollständig wiederhergestellter Knochen (Restitutio ad Integrum). Aber schon bei der Behandlung einer Blinddarmentzündung sind die Dinge wesentlich komplizierter. Der Blinddarm ist, wie der Name schon sagt, ein blind endender Fortsatz des Darmes. Entzündet er sich etwa weil ein Fremdkörper in ihm stecken bleibt, kann dies lebensgefährlich werden, weshalb operiert werden muss. Die Wiederherstellung der Normalität würde in diesem Fall bedeuten, den Wurmfortsatz leer zu räumen, aber das tut man natürlich nicht. Um eine erneute Entzündung zu verhindern, entfernt man den Blinddarm. Die Heilung resultiert in diesem Fall also nicht aus der Wiederherstellung des Normalzustandes, sondern aus der Herstellung eines verbesserten Zustandes. Nehmen wir an, es gebe eine einfache, ungefährliche Möglichkeit, den Blinddarm präventiv zu verschließen – etwa durch eine Spritze oder eine Tablette. Ich vermute, dass zunächst einmal kaum jemand so eine Behandlung als unnatürlich oder unmoralisch ablehnen würde. Dieses Beispiel ist allerdings bewusst einfach gewählt. Verfolgen wir diesen Gedankengang noch ein wenig weiter und nehmen an der medizinischen Genetik gelingt es, ein Allel, also eine genetische Variante, zu identifizieren, das die Wahrscheinlichkeit, eine bestimmte Krankheit zu bekommen, drastisch erhöht. Und außerdem sei es gelungen, eine wirksame sichere Methode zu entwickeln, das entsprechende Gen-Allel durch eine harmlose Variante ersetzen. Wenn ein Individuum Träger dieses Allels ist, ist das für dieses Individuum der Normalzustand. Wenn wir aber auf die Gesamtpopulation schauen und annehmen, dass nur 5 Prozent der Population dieses Allel in ihrem Genom tragen, was ist dann der Normalzustand? Die einfache Formel „Heilung einer Krankheit gleich Wiederherstellung des Normalzustandes" scheitert also daran, dass "Normalität" kein deskriptiver Begriff ist, den man aus der Natur ablesen könnte. Normalität genauso wie Krankheit und Verbesserung sind normative Begriffe. d. h. er ist das Ergebnis einer Setzung. Selbst ein, wie es scheint, so einfaches Beispiel wie eine Blinddarmentzündung zeigt, dass zwischen der Behandlung einer Krankheit und einer Verbesserung keine irgendwie empirisch bestimmbare Unterscheidung besteht. Dennoch lässt sich eine klare Unterscheidung ziehen; dazu muss dann aber eine normative Festlegung getroffen werden. Die Frage sollte dann zum Beispiel nicht lauten „Ab welcher Körpergröße ist jemand kleinwüchsig?", sondern „Ab welcher Körpergröße soll jemand als kleinwüchsig gelten?" Die Gehörlosigkeit, um ein weiteres Beispiel zu nennen, wird in der Regel als körperliche Behinderung angesehen. Nach Auffassung vieler Betroffener sollte Gehörlosigkeit aber nicht über ein körperliches Merkmal (Gehörlosigkeit) definiert werden, sondern über sprachliche und kulturelle Zugehörigkeit. Was Gehörlosigkeit bedeutet, hinge dann von mehr als biologischen Merkmalen ab. Eine Klärung der Begriffe, die in medizinethischen Debatten gebraucht werden, könnte helfen, eine Verständigung zu erreichen.

Mancher Kritiker von umfangreichen Eingriffen in den menschlichen Organismus befürchtet auch, dass die Gesellschaft mit den Möglichkeiten, die sich ihr bieten, nicht verantwortungsvoll umgehen kann. Eine Klärung der Begriffe würde dann nichts nützen, weil, so die Befürchtung, auch moralisch zweifelhafte Dinge ausprobiert würden. Die Verfechter dieses Arguments bezweifeln nicht, dass es bestimmte Eingriffe geben könnte, die technisch möglich und moralisch akzeptabel sind. Sie befürchten aber, dass einmal begonnen, solche Eingriffe immer umfangreicher werden und auch moralisch verwerfliche Konsequenzen haben würden. Daher sollten, so die Schlussfolgerung, Eingriffe in die menschliche Natur von vornherein unterlassen werden. Dieser Typ Argument wird üblicherweise 'Argument der schiefen Ebene' oder auch 'Dammbruchargument' genannt und wird besonders in der Debatte über Keimbahntherapie verwendet. Dammbruchargumente enthalten eine empirisch-prognostische und eine moralische Komponente, von deren Korrektheit die Gültigkeit des Gesamtarguments abhängt.

Um als Prognose überzeugend zu sein, müsste gezeigt werden, dass die Anwendung der Keimbahntherapie tatsächlich die vorhergesagten Folgen haben würde. (Befürchtet wird vor allem eine 'Neue Eugenik') Darüber hinaus müsste auch gezeigt werden, dass die Folgen einer Anwendung der Keimbahntherapie moralisch verwerflich und damit verbotswürdig sind. Natürlich kann dies der Fall sein: In den Händen eines totalitären Regimes könnte die Keimbahntherapie zum Zwecke eugenischen "Populationsdesigns" eingesetzt werden. Problematisch ist an diesem Argument, dass es voraussetzt, dass auch kleinere Eingriffe in die menschliche Natur in quasi gesetzmäßiger Weise bestimmte Folgen nach sich ziehen; nur dass hier nicht von natürlichen Prozessen die Rede ist, die durch Naturgesetze beschrieben werden können, sondern von menschlichen Handlungen, von denen wir (zumindest in aller Regel) annehmen, dass sie freiwillig sind und unterlassen werden können. Aber auch die schwächere Behauptung, dass der Eingriff in die menschliche Natur nicht auf jeden Fall, aber doch sehr wahrscheinlich zu moralisch nicht akzeptablen Konsequenzen führen würde, bleibt problematisch, da hier eine moralische (d. h. präskriptive) Behauptung auf sehr weitgehenden empirischen (d. h. deskriptiven), kaum durch Prognosen abzusichernden Annahmen basiert. Wichtiger ist aber noch, dass in unverständlicher Weise die Möglichkeit außer

Acht gelassen wird, mittels eines passenden Normdesigns die möglichen Folgen menschlichen Handelns in gezielter Weise zu beeinflussen.

Die Präferenzen eines Individuums haben in aller Regel eine Zeitorientierung. Unterscheidet man entsprechend zwischen "Jetzt-für-Jetzt"-, "Jetzt-für-Dann"- und "Dann-für-Dann"-Präferenzen. Aus moralpsychologischer Sicht ist es daher verständlich, wenn jemand die "Jetzt-für-Jetzt"- und vielleicht auch die "Jetzt-für-Dann"-Präferenz hat, dass eine bestimmte Technik, z. B. die Keimbahntherapie, nicht zur Anwendung kommt. Es ist in vielen Fällen aber fraglich, ob, sollte die Keimbahntherapie einmal eine im technischen Sinn sichere Methode sein, die "Dann-für-Dann"-Präferenz immer noch gegen die Anwendung der Keimbahntherapie sprechen würde.

Aus einer liberalen Perspektive, wie sie ja hier durchgängig von mir eingenommen und befürwortet wird, sollte es jedem normalsinnigen und erwachsenen Individuum freigestellt sein, an solchen Experimenten teilzunehmen, auch wenn ihm ein großer Schaden drohen könnte. Wenn bei derartigen Experimenten die Keimbahn verändert werden sollte, müsste der Gesellschaft aber ein Mitspracherecht mindestens was die reproduktive Freiheit des Versuchsteilnehmers angeht, eingeräumt werden, um mögliche Nachkommen vor absehbaren Schäden zu bewahren. Dieser Standpunkt bedarf insofern der Rechtfertigung, als der Liberalismus normalerweise der reproduktiven Freiheit des Einzelnen große Bedeutung beimisst und insofern das Schicksal der Nachkommen von Beginn an weitgehend in die Hände der Eltern legt. Allerdings schützt der Staat die, die sich nicht selbst schützen können. Wenn wir eine Pflicht der Gesellschaft sehen, bei Kindesmisshandlung einzuschreiten, dann sollte das gleiche für Keimbahninterventionen gelten, denn eine Gentherapie bei einem Erwachsenen, die auch die Keimbahn betrifft und dadurch bestimmte Risiken für ein mögliches späteres Kind mit sich bringt, wäre gewissermaßen eine vorgeburtliche Misshandlung; wobei die Tat zwar vor der Geburt geschieht, die Misshandlung aber das spätere Kind schädigt. (Hier wären allerdings noch umfangreiche Überlegungen nötig, welche Risiken auftreten und wie sie zu bewerten sind.)

5.5 Erziehung, Genetik und andere gefährliche Dinge

Molekulargenetische Eingriffe in das Genom des Menschen nehmen in der Debatte über Veränderungen der menschlichen Natur eine ganz besondere Stellung ein. Fast scheint es so, als gäbe es ein allgemeines Einverständnis darüber, dass Eingriffe in die menschliche Natur mit Blick auf ihr Bedrohungspotenzial in genau zwei Kategorien fallen: solche, die mithilfe moderner molekulargenetischer Methoden erfolgen und besonders bedrohlich sind, und sonstige. Selbst züchterische Eingriffe, die ja auch das Genom verändern, gehören nach dieser Lesart in die zweite Kategorie. Ganz zu schweigen etwa von erzieherischen und anderen kulturellen Eingriffen in die Natur des Menschen oder etwa pharmakologische Eingriffe.

Wie sich dieses Narrativ entwickelt hat, braucht uns hier nicht im Detail zu interessieren. Wissenschaftshistorisch spielt vermutlich eine Rolle, dass die Entdeckung der DNA durch Crick und Watson zu den frühen Erfolgen der Molekularbiologie gehört, die zunächst zum Ausgangs- und Orientierungspunkt der weiteren Entwicklung der Disziplin wurde. Gerne bemühte Metaphern wie die DNA als „Bauplan des Lebens" überhöhen zudem deutlich die Bedeutung der DNA im Gesamtzusammenhang eines Organismus. Die DNA enthält zwar die Information, die eine Zelle benötigt, um ihre Funktion auszufüllen, aber die DNA produziert keine Proteine und transportiert sie auch nicht an ihren Bestimmungsort. Vielleicht lässt sich das mit einem Blick auf die Herkunft der Metapher verdeutlichen: Will man ein Haus bauen, besonders ein großes, vielleicht einen Wolkenkratzer, dann braucht man einen Bauplan. Der Bauplan enthält Informationen über Größe und Breite des Gebäudes, die Anzahl der Stockwerke, Lage der Schächte für die Aufzüge und so weiter. Der Bauplan ist also eine zentrale Anlaufstelle für alle diejenigen, die am Bau des Wolkenkratzers beteiligt sind und die wissen wollen, was genau sie bauen sollen. Aber der Bauplan baut keine Wolkenkratzer. Dazu sind Arbeiter, Geräte und viele verschiedene Materialien notwendig, die nicht nur verbaut werden wollen, sondern auch erst mal angeschafft werden müssen. Davon steht im Bauplan nichts. Der Bauplan ist also ein zentrales Dokument; er allein reicht aber bei Weitem nicht aus, um das Gebäude auch tatsächlich zu errichten. Ähnlich kann man sich auch die Bedeutung der DNA vorstellen. Die DNA hat sicher eine besondere Bedeutung, wenn es um Eingriffe in die biologische Natur geht, aber eine Sonderstellung hat sie nicht.

Wenden wir uns für einen Augenblick von den Eingriffen in die biologische Natur des Menschen ab und der „ganz normalen" Erziehung und Sozialisation zu. Es braucht keine umfangreichen psychologischen und soziologischen Untersuchungen, um zu erkennen, dass wir alle zu einem großen Teil das Produkt unserer Erziehung und Sozialisation sind – sowohl im Guten als auch im Schlechten. Und jeder wird in der Lage sein, bestimmte seiner Charaktermerkmale zu nennen, die er gerne ändern würde, aber trotz aller Versuche nicht ändern kann. Die Praxen der Psychologen sind voll mit Leuten, die sich an ihren Kindheitstraumata abarbeiten. Viele schaffen es ihr Leben lang nicht. Erziehung und Sozialisation sind in vielen Teilen irreversibel, nicht anders als die Veränderung einer Gen-Sequenz. Wenn man sich die modernen Methoden der Gentechnologie anschaut, etwa die Zinkfinger-Genscheren, dann könnte man sogar auf den Gedanken kommen, dass eine Gen-Veränderung leichter rückgängig zu machen ist als eine dogmatische Erziehung. Was für die Dauerhaftigkeit erzieherischer Fehler gilt, gilt natürlich auch für die gelungene Erziehung und Sozialisation. Irreversibilität ist im gewissen Sinne sogar ein Merkmal gelungener Erziehung und Sozialisation. Wenn wir unseren Kindern Toleranz und Offenheit gegenüber fremden Kulturen anerziehen, dann wünschen wir uns natürlich, dass diese Erziehung irreversibel ist.

Während die Erziehung das Denken und Verhalten beeinflussen soll, würden neurowissenschaftliche Eingriffe über Veränderungen im Gehirn wirksam werden. Denken und Verhalten sind selbst keine biologischen Ereignisse. Nimmt man ein einfaches Denkschema wie Begriff-Urteil-Schluss, so wird man bei aller Mühe im Gehirn weder Begriffe finden noch Urteile noch Schlussfolgerungen. Aber ohne Gehirn gibt es auch kein Denken. Die Philosophie des Geistes beschäftigt sich seit langem mit der Frage, wie Denken und Gehirnaktivitäten zusammenhängen. Auch wenn diese Frage nach wie vor kontrovers diskutiert wird, kann man wenigstens festhalten, dass ein psycho-physischer Parallelismus, also die vollkommene Unverbundenheit von Psyche und Gehirn höchst unplausibel erscheint. Denn offensichtlich wirken Geist und Psyche wechselseitig aufeinander ein: Die Wirkung von Alkohol auf das Gehirn ist bekannt, die Wirkung auf die Psyche auch. Andersherum: Lassen wir jemanden über lange Schuljahre zum Beispiel Latein lernen und ist sie dann noch Jahre später in der Lage, vom Lateinischen in Deutsche zu übersetzen, dann muss diese Fähigkeit ja irgendwo "geblieben" sein, und wo anders als im Gehirn könnte das sein? In welcher Weise man nun die Verbindung von Psyche und Körper rekonstruiert – jedenfalls ist unstrittig, dass es eine Verbindung gibt. Dann aber würden biologische und erzieherische Eingriffe auf die gleichen Strukturen wirken, gewissermaßen von verschiedenen Seiten. Natürlich wird es Besonderheiten geben, was die Wirkungsweise und so weiter der biologischen beziehungsweise erzieherischen Eingriffe angeht, aber abgesehen von diesen Besonderheiten, ist eine Sonderstellung des biologischen Zugangs nur schwer plausibel zu machen.

5.6 Transhumanismus

Die menschliche Natur lässt sich verändern, und unter bestimmten Umständen ist es erlaubt, vielleicht sogar geboten, in diese Natur einzugreifen und sie zu verbessern. Das ist jedenfalls die Auffassung, die die Transhumanisten vereint. Über diese Gemeinsamkeit hinaus gibt es teils recht heterogene Auffassungen dazu, wie die Natur des Menschen charakterisiert werden soll, was die Ziele einer transhumanistischen Intervention sein sollen und welche Mittel dazu erforderlich sind. Wenn, was häufig der Fall ist, transhumanistische Überlegungen ihren Ausgang von den neuartigen molekularen und technologischen genetischen Interventionsmöglichkeiten in den menschlichen Organismus nehmen, werden als Ziele in der Regel die Optimierung bestimmter biologischer Parameter gewählt – etwa Muskelkraft und -schnelligkeit oder Sehkraft, Körpergröße, Augenfarbe etc. Es ist naheliegend, dass aus dieser Perspektive ein materialistisches Bild vom Menschen favorisiert wird und dass nicht nur die Ziele molekularbiologisch formuliert werden, sondern auch die Mittel aus dem molekularbiologischen Werkzeugkasten stammen. Bei Zielen, die die Verbesserung psychischer Fähigkeiten betreffen, ist die Situation schon komplizierter. Ziele wie die Veränderung von Intelligenz oder von Charaktereigenschaften sind kaum pragmatisch sinnvoll rein molekularbiologisch zu charakterisieren, sondern werden das Individuum und sein subjektives Erleben einbeziehen. In diesem Falle liegt es nahe, die Natur des Menschen ganzheitlich zu charakterisieren. Die Charakterisierung des Objekts einer transhumanistischen Intervention (die Natur des Menschen), die Zielsetzung und die Wahl der geeigneten Mittel sind also nicht vorgegeben, sondern Ergebnis einer Setzung durch diejenigen, die eine transhumanistische Position vertreten.

Für den Transhumanisten ist, wie der Namen schon sagt, das Überschreiten der Grenzen der menschlichen Natur ein Kernpunkt seiner Position. Allerdings lassen sich eine Grenze des Menschseins unterschiedlich ziehen. Eine klassisch anthropologische Konzeption der Natur des Menschen, wie sie auch in dieser Arbeit favorisiert wird, verwendet als konstituierende Merkmale des Menschen seine Krankheitsanfälligkeit und Sterblichkeit. Ein Transhumanismus, der sich ein solches Bild vom Menschen zu eigen machen würde, hätte offensichtlich sehr viel mehr zu leisten als ein Transhumanismus, der die Grenzen der menschlichen Natur als ein Set biologischer Normwerte beschreibt – also: eine bestimmte Muskelkraft etc. Bei letzterer würden die Grenzen des menschlichen schon überschritten, wenn einzelne Fähigkeiten über die vertraute Normalität hinaus gesteigert würden.

Wenn wir vom Menschen und seiner Stellung im Kosmos reden, kommen wir in der Regel sehr schnell auf seine mentalen Eigenschaften und Fähigkeiten, wie etwa Intelligenz oder Verstand (als Fähigkeit zur Problemlösung, Orientierung etc.), Kommunikationsfähigkeit (als Möglichkeit zur Koordination) und ähnliches mehr zu sprechen, die er mehr oder exklusiv für sich zu haben meint. Diese mentalen Merkmale, die Menschen und vielleicht mit Abstufungen einige Tierarten haben, werden häufig zur Grenzziehung "nach unten" zu weniger entwickelten Tiere als dem Menschen herangezogen. Für den Transhumanisten müsste es eigentlich eine Herausforderung sein, eine Vorstellung von einem Vernunftwesen jenseits der menschlichen Vernunft zu entwickeln. Aber möglicherweise reicht dazu der menschliche Verstand einfach nicht aus – vermutlich sehr zum Amüsement von allen Wesen, die intelligenter sind als wir und die uns beobachten.

Vergegenwärtigt man sich für einen Moment den wenig erfreulichen ökologischen Zustand unseres Planeten und bedenkt man darüber hinaus, dass trotz aller Erfolge in der Weiterentwicklung der menschlichen Zivilisation in den letzten Jahrtausenden jederzeit ganze Länder in schlimmster Barbarei versinken können, drängt sich der Gedanke auf, dass ein wohlverstandener Transhumanismus eigentlich nach mehr streben sollte, als dem Menschen die Möglichkeit zu geben, etwas schneller zu laufen. Denn das wird weder unsere Umwelt retten noch Kriege verhindern. Allerdings dürfte ein solcher kultureller oder zivilisatorischer Transhumanismus mit technischen Mitteln nicht zu erreichen sein – es sei denn in einer dystopischen Form durch "Ruhigstellung" großer Bevölkerungsteile, was aus der moralischen Perspektive des Liberalismus nicht zu rechtfertigen ist.

Welche Rolle die Medizin einnehmen wird in einer Zukunft, in der weitreichende Eingriffe in die natürliche Konstitution des Menschen möglich sein könnten, ist nicht abzusehen, aber es lassen sich doch begründete Vermutungen anstellen. So werden Methoden, die für solche Eingriffe benötigt werden, aller Wahrscheinlichkeit nach zuerst für die Behandlung von Krankheiten entwickelt. Das nötige Wissen, um den Einsatz dieser Methoden dann über die Grenzen der Behandlung von Krankheiten hinaus anzuwenden, wäre in der Medizin also schon vorhanden. Die Entwicklung dieser Techniken, wenn sie denn überhaupt biologisch möglich und gesellschaftlich gewollt wird, dürfte sich über Jahrzehnte hinziehen. Aller Wahrscheinlichkeit nach würde diese Entwicklung auch in irgendeiner Form reguliert werden. Und wo könnte man so etwas besser implementieren als in einem bereits bestehenden, transparenten System wie dem Gesundheitswesen. (Schließlich gibt es mit der Schönheitschirurgie schon heute einen Bereich ärztlicher Tätigkeit, für die auch schon diskutiert wird, ob sie überhaupt dem Bereich der Medizin zugehörig sein sollte.) Vermutlich würde also eine "Verbesserungsmedizin" entstehen und den Ärzten auch eine Zukunftsperspektive eröffnen.

KAPITEL 6

Maschinenmedizin ohne Ärzte?

6.1 Die digitale Revolution

In den letzten Jahren ist auch in der Medizin viel von maschinellem Lernen und Künstlicher Intelligenz die Rede. Die Erwartungen, die an diese Verfahren geknüpft werden, sind groß: Diagnosen sollen präziser Therapieentscheidungen schneller getroffen und stärker individuell zugeschnitten werden. Aber auch Prognosen über den Krankheitsverlauf eines Patienten und die Erstellung von Risikoprofilen über die individuelle Krankheitsanfälligkeit, also die Wahrscheinlichkeit, in Zukunft eine bestimmte Krankheit zu bekommen, sollen so wesentlich genauer werden, als das mit den heute gängigen Methoden möglich ist. Neben diesen an konkreten Forschungsvorhaben orientierten, eher fachwissenschaftlichen Debatten werden mit großem Eifer Szenarien zur Bedeutung lernfähiger, intelligenter Maschinen für die Zukunft der Menschheit insgesamt entworfen. Der eher optimistische Teil dieser Debatte hofft dabei auf Entwicklungen, wie zum Beispiel den „Tricorder" – ein handliches Universalgerät etwa von der Größe einer kleineren Zigarrenkiste. Der Tricorder ersetzt ein mittleres Krankenhaus inklusive OP-Trakt und Reha-Zentrum und findet immer dann Anwendung, wenn mehr als ein Pflaster geklebt werden muss. Leider existiert der Tricorder bloß auf dem Raumschiff Enterprise, dass es bekanntlich erst in einigen hundert Jahren geben wird und das auch nur, wenn man an Science-Fiction glaubt. Der pessimistische Teil zeichnet eher ein düsteres Bild von der Zukunft und befürchtet, dass intelligente Maschinen sich irgendwann der Kontrolle durch den Menschen entziehen werden und möglicherweise einen gnadenlosen Kampf gegen die Menschheit führen könnten. Die künstlerische Auseinandersetzung mit der Zukunft ist seit jeher ein fruchtbares und oft auch unterhaltsames Mittel der kritischen Beschäftigung mit gesellschaftsrelevanten Entwicklungen und nimmt sich im Computer- und Internetzeitalter entsprechend auch der digitalen Revolution an. Allerdings werden dabei häufig extreme Szenarien gezeichnet, was die Relevanz solcher Überlegungen für die konkrete Praxis stark beeinträchtigt.

Aber beginnen wir dieses Kapitel doch mit einem Ereignis, dem noch der Zauber des Neuen innewohnte. Wir schreiben das Jahr 1982, als der erste wirkliche Heimcomputer auf den Markt kommt; der Commodore 64. Der C64 war eine, um es freundlich auszudrücken, kaffeebraune Kiste. Bald durfte ich ein Exemplar dieser aufregenden Spezies mein eigen nennen. Der Prozessor des

Commodore bestand aus 3500 Transistoren; das sind die winzigen Schalter, mit denen die Rechenoperationen durchgeführt werden. Transistoren kannte ich aus meinem Elektronikbaukasten: Sie waren zwar klein, vielleicht ein paar Millimeter oder einen halben Zentimeter dick. Aber ich war sehr beeindruckt, dass man sie offenbar so stark verkleinern konnte, dass mehrere 1000 von ihnen auf dem nur wenige Zentimeter messenden Prozessor des C64 Platz finden sollten. Heute, vierzig Jahre später, arbeitet in dem Laptop, auf dem ich diesen Text schreibe, ein Prozessor mit um die 1,5 Milliarden Transistoren. Geradezu absurd erscheint aus heutiger Sicht, wo schon fingernagelgroße Speicherkarten Terabytes an Daten speichern, die externe Speichermöglichkeit des C64, die Datasette. Ein Kassettenrecorder, mit dem man die Arbeitsergebnisse abspeichern konnte. Um gespeicherte Daten auf der Kassette wiederfinden zu können, besaß die Datasette ein mechanisches Bandzählwerk, dessen Stand man sich notierte, um bei Bedarf dorthin zu spulen und seine Daten auszulesen. Auf der Datasette ließen sich grob 1 MB an Daten speichern. Aktuelle Smartphones machen Fotos, von denen jedes einzelne bis 100 MB groß ist und bei denen das Wiederfinden dadurch herausfordernd wird, weil man so viele davon gespeichert hat.

Mit Hilfe einer einfachen Programmiersprache, die sinnigerweise BASIC heißt, lernte ich auf dem C64 simple bewegte Grafiken nach Art eines Daumenkinos zu programmieren. Das Highlight jedoch war, dass es mir mit einem auf dem C64 geschriebenen Programm und einer selbst gelöteten Steuerungsplatine gelang, einen aus Fischertechnik zusammen gesteckten Roboterarm zu steuern und Kekse von links nach rechts zu stapeln. Wir werden auf diesen Keks-Robo gleich wieder zu sprechen kommen.

Als ich nach dem Abitur im Sommer 1988 mein erstes Praktikum im Krankenhaus machte, konnte ich meine Computerkenntnisse allerdings nicht nutzen. Denn auf der Station für Innere Medizin, auf der ich arbeitete, gab es keine Computer. Die Patienten-Akten wurden handschriftlich geführt, Röntgenbilder und alle weiteren relevanten Unterlagen wurden in Hängeregistern in großen Karteischränken aufbewahrt. Im sogenannten Intensivzimmer gab es zwei Betten, zwei EKG-Geräte und einen Infusomaten. Eine für die damalige Zeit und ein kleineres Haus der Grundversorgung nicht ganz und gar unübliche Ausstattung.

6.2 Big Data und die Mühen der Standardisierung

Angesichts der rasant fortschreitenden Digitalisierung vieler Bereiche unseres Lebens, eingeschlossen der Medizin von einer Revolution zu sprechen, scheint angemessen. Aber jede Revolution, die ja schon dem Namen nach etwas

Bestehendes umwälzen, revolutionieren soll, muss mit der Beharrlichkeit des Bestehenden rechnen. Die ersten Schritte sind leichter gemacht, so scheint es als eine vollständige Neugestaltung des Bestehenden. Für die digitale Revolution in der Medizin sind es die Gesundheitsdaten, die global gesehen einen fast unermesslichen Ozean von Informationen bilden, die digital verarbeitet der Medizin ganz neue, revolutionäre Perspektiven eröffnen soll. Der kurz Big Data genannte Ansatz, riesige Datenmengen zu analysieren, ermöglicht es zum Beispiel bereits heute, wesentlich genauere Klimamodelle zu bauen, beeindruckende Programme wie die Generative Pretrained Transformer – ChatGPT, GPT-4 und seine Nachfolger – zu entwickeln, die mehr und mehr das gesamte digital verfügbare Wissen der Menschheit strukturiert verarbeiten können, oder AlphaFold2, das für jeden beliebigen Proteinstrang die Faltung vorhersagen kann, sodass unter anderem komplexe Proteine maßgeschneidert hergestellt werden können. Die genannten sind herausragende Beispiele für eine bahnbrechende Nutzung digitaler Instrumente. Doch noch sieht der Alltag der Digitalisierung im Gesundheitswesen sehr viel bescheidener aus. Die elektronische Patientenakte etwa, ein zentraler Baustein für die Digitalisierung der Medizin, soll nach Jahrzehnten der Entwicklung und datenschutzrechtlicher Begutachtung nun bald auch bei uns flächendeckend zum Einsatz kommen. Der grundsätzliche Nutzen einer Bündelung aller verfügbaren Gesundheitsdaten eines Patienten ist kaum zu bestreiten und im Übrigen auch nicht an die Digitalisierung gebunden. Als ich Anfang der 1990er-Jahre eine Famulatur in einem Krankenhaus in Nigeria machte, fiel mir auf, dass in den Ambulanzen der Klinik keinerlei Patientenakten gelagert wurden. Man erklärte mir, sämtliche Patientenunterlagen würden beim Patienten oder seinen Angehörigen verbleiben. Das sei unter den dort gegebenen Umständen die effektivste Methode, alle relevanten Patientendaten zentral zu bündeln und beim Arztbesuch zur Verfügung zu haben. Letztlich handelt es sich bei der elektronischen Patientenakte um einen ganz ähnlichen Ansatz. Dieser erste Schritt, Information überhaupt erst verfügbar zu machen, ist wenig spektakulär, aber wie sich gleich zeigen wird, von fundamentaler Bedeutung.

Expertensysteme in der Medizin sollen einen Schritt weitergehen. Wenn ein Expertensystem zum Beispiel konstruiert wurde, um Röntgenbilder oder MRT-Scans zu analysieren, dann kann das System im Idealfall auf alle vorhandenen vergleichbaren Aufnahmen zurückgreifen und ist damit aufgrund seiner Rechenleistung dem Arzt überlegen. Je größer die Datenbasis ist, auf die das Expertensystem zurückgreifen kann, desto besser werden auch die Ergebnisse ausfallen. Dazu müssen die Daten aber für das Expertensystem nutzbar sein. Sensible Gesundheitsdaten sind in der Regel nicht frei verfügbar. Die Eigentums- und Nutzungsverhältnisse können sogar sehr kompliziert gelagert sein. Zwar gehören die Daten meist irgendjemandem, das muss aber nicht notwendig der sein, von dem sie stammen. Da mit den Rechten häufig auch Möglichkeiten verknüpft sind, mit diesen Daten Geld zu verdienen, kann es schwierig sein, Zugriff auf solche Daten zu bekommen. Zum anderen müssen die Daten standardisiert werden. So gilt in Nordamerika der Blutdruck als erhöht, wenn der diastolische Druck über 80 und der systolische über 130 mmHg liegt. In Europa sind die entsprechenden Werte 90 und 140 mmHg. Wenn das Expertensystem also in Nordamerika und Europa nach Patienten mit Bluthochdruck sucht, dann bekommt es ein inhomogenes Kollektiv von Patienten mit derselben Diagnose, aber unterschiedlichen Blutdrücken. Eine Diagnose beruht in der Regel nicht nur auf einem einzelnen Parameter, sondern auf einer Kombination verschiedener Faktoren, etwa der Datenquelle (klinisch, laborchemisch, histologisch, bildgebend etc.), der Verfahren zur Datenerhebung und zur Interpretation. Für die medizinische Forschung ist auch der Verlauf einer Krankheit von Bedeutung, weshalb Krankheiten häufig in Stadien eingeteilt werden, was ebenfalls zu inhomogenen Datensätzen führen kann. Vor dem Ideal riesiger Datensätze, die für die medizinische Forschung und die klinische Medizin quasi auf Tastendruck hin zur Verfügung stellen, steht das Problem der Standardisierung.

6.3 Maschinelles Lernen

Die Digitalisierung der Medizin schreitet voran und maschinelles Lernen soll dabei ein wesentlicher Faktor sein. Aber wie lernen Maschinen? So wie kleine Kinder lernen Bauklötze zu stapeln, indem sie nachmachen, was andere ihnen vormachen und durch Wiederholungen? Oder hat man endlich einen Nürnberger Trichter gefunden, mit dessen Hilfe man das Wissen (als Software) einfach in den Computer hineinlaufen lässt? Im Folgenden wird uns nicht vorrangig interessieren, wie maschinelles Lernen technisch funktioniert, also wie solche Maschinen gebaut sind und wie man sie bauen kann. Der Schwerpunkt soll stattdessen auf zwei unterschiedlichen Verwendungsweisen des Begriffs 'Lernen' liegen, die zu unterscheiden sinnvoll ist, um Missverständnisse über die Fähigkeiten von Maschinen (und Gehirnen) zu vermeiden.

Erinnern wir uns an den selbst gebastelten Keks-Roboter: hatte er gelernt, Kekse zu stapeln? Er führte exakt die und nur die Bewegungen aus, die ihm der Computer vorschrieb. Jede seiner Bewegungen war zu hundert Prozent vorhersehbar. Es würde sich unter diesen Umständen merkwürdig anhören, wenn wir sagen würden, der Keks-Roboter habe gelernt, Kekse zu stapeln. Genauso merkwürdig würde es klingen, wenn wir sagen, dass ein Kochlöffel gelernt habe zu Rühren. Und auch der Computer hatte nicht gelernt, den Keks-Roboter zu bedienen, er führte lediglich das Programm aus, was ich programmiert hatte. Eigentlich hatte nur ich etwas gelernt, nämlich wie man einen C64 programmiert, sodass man mit ihm und einem selbst gebastelten Roboterarm Kekse stapeln konnte.

Können Maschinen also gar nichts lernen? Sehen wir uns dazu das Beispiel einer künstlichen Hand, die so geschickt konstruiert ist, dass sie ähnlich beweglich ist wie eine menschliche Hand.[36] Für den Keksroboter gab es genau einen Bewegungsablauf, um einen Keks von einem auf den anderen Stapel zu legen. Aufgrund ihrer Beweglichkeit gibt es für die humanoide Hand fast unendlich viele Stellungen ihrer Finger und Gelenke. Anders als beim Keks-Roboter gibt es für die humanoide Hand meist mehrere verschiedene Wege, eine Aufgabe zu bewältigen, zum Beispiel einen Würfel in eine bestimme Position zu bewegen. Würde ein Mensch jede einzelne Position der Fingergelenke und jede mögliche Kombination der Gelenkpositionen ausprobieren, um den optimalen Bewegungsablauf zu finden, wäre das praktisch nicht durchführbar. (Bei 36 Gelenken in der Hand und der Annahme, dass jedes Gelenk nur zwei (!) Positionen einnehmen kann, macht das 2^{36} also knapp 70×10^6 (70 Millionen) Möglichkeiten. Rechnen wir mit zehn möglichen Positionen, bekommen wir schon auf 10^{36} Möglichkeiten.) Aber die Konstrukteure der Hand ließen sich etwas einfallen, um dieses Problem zu lösen: Zum einen ließ man das Steuerprogramm der humanoiden Hand aus allen möglichen Bewegungsmustern eines zufällig auswählen und dann von der Hand durchspielen. Je besser das zufällig ausgewählte Bewegungsmuster die Aufgabe erfüllte, desto eher wählte das Steuerungsprogramm als nächstes ein Bewegungsmuster aus, das dem vorigen ähnlich war.[37] Zum anderen erstellte man ein Computermodell der humanoiden Hand und ließ die Testreihe mit dem Computermodell laufen. Da man Software beliebig vervielfältigen kann, ließ man nicht eine, sondern viele Computermodelle der Hand die Testreihe durchführen und die Daten zusammenführen. Durch diese clevere Programmierung lassen sich sehr große Datenmengen und komplexe Aufgaben in Angriff nehmen, welche vorher aufgrund der sehr überschaubaren "Rechenleistung" des Menschen nicht zu leisten waren.

Im Gegensatz zur humanoiden Hand war in der Software des Keksroboters jede einzelne Bewegung programmiert, es war immer vollkommen klar, was der Keksroboter wann und wie machen würde. Bei der humanoiden Hand dagegen waren nicht alle Informationen zur optimalen Zielerfüllung einprogrammiert oder eingebaut, sondern diese Informationen wurden von der Maschine im Training beschafft – die Maschine macht "Erfahrungen", sie "lernt". (Wenn wir in einer fremden Stadt sind und an der Rezeption unseres Hotels zum Beispiel nach dem Weg zu einer Sehenswürdigkeit fragen, wird man uns einen dieser kleinen Stadtpläne geben und dann entweder 1) den direkten Weg für uns einzeichnen, so dass wir nichts weiter machen müssen, als den Weg abzulaufen, oder 2) man vertraut darauf, dass wir anhand des Plans schon selbst den besten Weg herausfinden werden. '1)' ist das Modell Keksroboter ohne "Lerneffekt", '2)' das Modell Maschinelles Lernen. Die Möglichkeit, sich Informationen zu beschaffen, hat die Maschine aber auch nur, soweit der Bauplan und die Programmierung es zulassen. Die Maschine und ihr Lernverhalten lassen sich erklären, ohne dass wir dafür Begriffe wie "Denken" oder "Geist" verwenden müssten. Das "Lernen" der Maschine lässt sich rein physikalisch beschreiben.

Im Kontext der Schulbildung gebrauchen wir "Lernen" dagegen explizit im Zusammenhang mit mentalen Begriffen wie "Denken", und zwar dann, wenn wir über Handlungen sprechen. Handlungen setzen voraus, dass es einen Akteur gibt, der in der Lage ist, Handlungen auszuführen oder auch zu unterlassen. So wie ich das maschinelle Lernen charakterisiert habe, also rein physikalisch, kommt so etwas wie Handlungsfähigkeit weder im Keksroboter noch in der humanoiden Hand vor. Die Hand handelt nicht, sie kann nicht beschließen, heute mal ein anderes Vorgehen auszuprobieren, sie kann auch nicht faul, nachlässig oder aufmüpfig sein und man kann sie nicht sinnvoll ermahnen, zügiger zu arbeiten oder sie bestrafen. Für solcherlei Attribute ist in der physikalischen Beschreibung des maschinellen Lernen einfach kein Platz. Allerdings macht es Sinn zu sagen 'Klein- Felix hat heute schlecht gelernt, er war wohl einfach müde.' Dieser Satz funktioniert, weil wir annehmen, dass Klein-Felix handlungsfähig ist. Von einem Kochlöffel glauben wir dies nicht und deshalb sagen wir "Klein- Felix hat gelernt, mit dem Kochlöffel zu rühren", aber nicht "Der Kochlöffel hat gelernt zu rühren." Ohne hier weiter in die Untiefen der Philosophie des Geistes vordringen und die überaus spannende Frage untersuchen zu wollen, warum wir Menschen umstandslos Handlungsfähigkeit, Denkvermögen usw. zuschreiben, Maschinen aber nicht, sei hier noch mal festgehalten, dass wir Maschinen keine "menschlichen" Fähigkeiten zuschreiben müssen, um maschinelles Lernen sinnvoll zu beschreiben.

Wenn ein Schachcomputer immer oder meistens gegen den Menschen gewinnt, dann sagen wir, dass der Schachcomputer im Schach besser ist als der Mensch. Genauso könnten wir, sollte ein Expertensystem immer oder meistenteils die besseren Ergebnisse liefern als ein spezialisierter Arzt, sagen, dass das Expertensystem eine bestimmte Leistung besser erbringt als der Arzt. Irgendwelche Annahmen darüber, ob der Schachcomputer oder das Expertensystem denken kann und lernen muss wie ein Mensch, sind dafür nicht notwendig.

6.4 Künstliche Intelligenz

Ist ein Schachcomputer intelligent? Nach unserem üblichen Sprachgebrauch eher nicht. Zwar verfügt er über eine dem Menschen inzwischen weit überlegene Einzelkompetenz im Schachspielen. Unter Intelligenz verstehen wir normalerweise aber eher das Vermögen, Einzelkompetenzen zu verbinden und zu integrieren. So werden abstraktes Denken, Problemlösen und Orientierungsfähigkeit häufig in diesem Zusammenhang genannt. In den letzten Jahrzehnten werden zunehmend auch soziale und emotionale Kompetenzen zur Intelligenz gerechnet. Soziale Intelligenz bezeichnet die Kompetenz, soziale Kontexte zu analysieren, das Verhalten anderer zu verstehen, eventuell auch zu beeinflussen. Emotionale Intelligenz bezieht sich dann eher auf die Kompetenz, die eigenen Gefühle und auch die anderer Personen zu verstehen. Schließlich werden vermehrt auch integrative Kompetenzen wie vorausschauendes, konzeptionelles und innovatives Denken mit zur Intelligenz gezählt.

Für Intelligenztests beim Menschen schaut man nicht in dessen Gehirn, denn dort finden sich weder Gedanken oder Gefühle noch Intelligenz, sondern neurobiologische Korrelate derselben, die wir nur ansatzweise verstehen. Ein Intelligenztest besteht aus Aufgaben, die man jemandem stellt. Aus der mehr oder weniger erfolgreichen Bearbeitung dieser Aufgaben leitet man dann einen Intelligenzquotienten oder ähnliche Kennzahlen für die Intelligenz ab. Dieses in der Psychologie etablierte Verfahren ließe sich auf die künstliche Intelligenz übertragen, denn die psychometrischen Tests setzten keine bestimmte materielle Struktur, wie ein menschliches Gehirn, voraus. Natürlich muss es irgendeine materielle Struktur geben, aber um zu testen, ob jemand oder etwas einen bestimmten Intelligenzgrad hat, brauchen wir diese materielle Struktur nicht zu kennen. Um herauszufinden, ob ein Schach Computer gut Schachspielen kann, müssen wir auch seine materielle Struktur nicht kennen. Wenn wir eine künstliche Intelligenz konstruieren wollen, dann brauchen wir natürlich eine möglichst exakte Beschreibung und Erklärung einer materiellen Struktur, die intelligentes Verhalten möglich macht. Und wenn wir verstehen wollen, was den Menschen befähigt, sich intelligent zu verhalten, brauchen wir ebenso eine exakte Beschreibung und Erklärung der Gehirnareale, die mit dem intelligenten Verhalten korrelieren. Da die Entwicklung künstlicher Intelligenzen erst am Anfang steht, dürften auf absehbare Zeit eher Bereichs-Intelligenzen, gewissermaßen Nischenbegabungen entwickelt werden. Ein anspruchsvolles Konzept von Intelligenz, also einer Intelligenz, die viele Vermögen integriert und nutzt, dürfte noch auf sich warten lassen.

Überhaupt sollte man sich klar machen, dass die biologische Grundlage von Intelligenz beim Menschen keineswegs gut verstanden ist. Obwohl in den letzten Jahrzehnten viel über die Funktionsweise des Gehirns herausgefunden worden ist, sind wir noch sehr weit davon entfernt, ein gutes Verständnis der biologischen Grundlagen von Intelligenz zuhaben. Und ohne das entsprechende Wissen wird es auch kein Können, das heißt keine gezielten Eingriffe oder die Möglichkeit des Nachbaus geben. Wenn das Ziel ist, Maschinen zu konstruieren, die eine bestimmte Intelligenz haben, dann ist für den Anwender die Frage, wie diese Maschinen funktionieren, zweitrangig. Für den Konstrukteur dieser Maschine gilt das natürlich nicht. Für die Programmierung von intelligenten Maschinen, wie sie hier diskutiert werden, ist die Orientierung an der biologischen Grundlage menschlichen Denkens ohnehin von untergeordnetem heuristischen Interesse. Zwar ist immerzu von neuronalen Netzwerken die Rede. Dabei handelt es sich aber um eine bestimmte Konstruktionsweise von Computerchips und nicht um den Versuch einer Nachbildung menschlicher Neuronen.

Können Maschinen innovativ sein, konzeptionell Arbeiten, vorausschauend Denken, können Sie die Initiative ergreifen? Ich glaube, dass man der KI-Forschung nicht unrecht tut, wenn man feststellt, dass KI-Programme, die in einer dem Menschen ähnlichen Form Intelligenz zeigen, momentan noch in weiter Ferne scheinen. Ich glaube aber nicht, dass es prinzipiell unmöglich ist. Vor allem in der öffentlichen Debatte zur Digitalisierung ist die Rede von Künstlicher Intelligenz fast allgegenwärtig. Die mit Künstlicher Intelligenz verbundenen Erwartungen sind dabei mal hoffnungsvolle Versprechung für die Zukunft, mal aber auch massive Befürchtungen für eben diese Zukunft. Worin genau besteht das revolutionäre Potenzial der Künstlichen Intelligenz? Durch die vielfache, häufig unkritische Verwendung droht Künstliche Intelligenz zu einem, wie ich es nennen möchte, magischen Objekt zu werden, von dem eine ebensolche Kraft ausgeht. Ein magisches Objekt existiert in unserer Realität und mit seiner Hilfe kann man auf vollkommen unübliche, außeralltägliche Art und Weise tief in diese eingreifen. Die Magie entsteht aus dem Spannungsverhältnis zwischen der großen Macht eines solchen magischen Objektes und unserem Unverständnis, worin diese Macht eigentlich besteht. Zwei vermutlich weithin bekannte magische Objekte sind zum einen die Ringe der Macht aus dem Herrn der Ringe und zum anderen die Macht, die sich in bestimmten Individuen im Star Wars Kosmos, insbesondere den Jedi Rittern, manifestiert. Natürlich gibt es solche magischen Objekte nur in Büchern und Filmen, insofern sollte die öffentliche und politische Debatte über Künstliche Intelligenz entdramatisiert werden, denn auch ohne überzogene Vorstellungen zu den

Möglichkeiten der Künstlichen Intelligenz sind die Herausforderungen schon groß genug.

Die humanoide Hand bekam klar definierte Aufgaben zu lösen; zum Beispiel einen Würfel in einer bestimmten Weise zu drehen. Dagegen ist bei der Frage, ob zum Beispiel Maschinen innovativ sein können, alles Mögliche unklar: Was heißt Innovation überhaupt, kann man sie sinnvoll messen? Schwierigkeiten wie diese mögen es unwahrscheinlich erscheinen lassen, dass eine künstliche Intelligenz derart komplexe Fähigkeiten erwerben könnte. Allerdings sind diese Fähigkeiten vielleicht doch gar nicht so komplex, wie wir glauben oder auch glauben möchten.

6.5   Expertensysteme: Ersatz für ärztliches Handeln?

Wäre ich ein Manager eines der großen Tech-Unternehmen aus dem Silicon Valley, würde ich die Überschrift über diesem Abschnitt wahrscheinlich zum Gähnen langweilig finden und mir eine andere Formulierung einfallen lassen, vermutlich eine unter Verwendung des Wortes "disruptiv". Eine disruptiver Bereich lässt bereits vorhandene Bereiche, Produkte oder Dienstleistungen überflüssig werden und verschwinden. Damit ist eine Disruption ein noch radikaleres Ereignis als eine technische Revolution, denn Letztere wird zwar alles in Frage stellen, aber nicht zwingend alles verändern. Die Rede von Disruption oder disruptiven Techniken ist aber nicht unumstritten, wie sich am Beispiel von Uber zeigen lässt. Zwar scheint es im Großen und Ganzen zutreffend, dass Uber mit seiner Software zur Fahrtenplanung das traditionell arbeitende Taxigewerbe stark unter Druck gesetzt hat. Aber für den Nutzer fühlt sich eine Uber-Fahrt kaum anders an als in einem Taxi. Nehmen wir an, der Tech-Manager habe sich inzwischen eine andere Überschrift für diesen Abschnitt einfallen lassen, z. B.: „Artificial Intellignce meets Doctors – Disrupting medical practice!" So formuliert klingt der Satz wie eine Mischung aus Sendungsbewusstsein und Verantwortungslosigkeit.[38] Doch lassen wir die Charakterfrage außen vor und werfen wir einen Blick auf die medizinische Praxis.

Es gibt eine ernstzunehmende Debatte zwischen Radiologen und KI-Forschern, ob Radiologen bald durch Expertensysteme ersetzt werden können. Für einige Situationen lässt sich offenbar zeigen, dass ein Expertensystem mindestens gleich gute Ergebnisse erzielte wie ein ausgebildeter Radiologe. Wenn wir für den Moment annehmen, dass radiologische Expertensysteme sich als generell dem Radiologen überlegen zeigen, dann hieße das noch lange nicht, dass Radiologen von jetzt auf gleich verschwinden würden. Es würde sicherlich

Jahre dauern, die Expertensysteme nicht nur für Routineaufgaben, sondern für alle denkbaren Spezialfälle zu trainieren und zu evaluieren. Fragen der Qualitätssicherung und der Haftung wären zu klären und sicher noch einiges mehr. Schließlich muss das Ergebnis ja auch noch dem Patienten vermittelt werden, was wieder eine andere Kompetenz erfordern würde (Abschnitt 6).

Die motorischen und sensorischen Fähigkeiten von Robotern nehmen ständig zu. Inzwischen gibt es Laufroboter, die kabel- und scheinbar mühelos durch einen Parcours tänzeln – inklusive Salto rückwärts auf dem Schwebebalken. Auch feinmotorische Fähigkeiten wie die in Abschnitt 6.3 vorgestellte humanoide Hand lassen sich inzwischen verwirklichen. Navigationsroboter in der Neurochirurgie gibt es längst, genauso wie Roboter, die während einer Hüftgelenksimplantation die Öffnung, in die später die Prothese eingesetzt wird, genauestens in den Oberschenkelknochen fräsen. Gut vorstellbar erscheint es, eines Tages einen Operationsassistenten zu haben, der immer die richtigen Instrumente anreicht, am Ende die Operationswunde zunäht und dabei dem maschinellen Anästhesie-Kollegen signalisiert, wann er die Anästhesie ausleiten kann. Ähnlich dürfte es sich beim Sehen und Hören verhalten. Die Spracherkennung eines handelsüblichen Smartphones hat inzwischen kaum noch Schwierigkeiten, meine mal nuschelnde, mal krächzende, mal normale Aussprache zu verstehen. Eine ganz normale Foto-App vermag es, Personen auf Fotos zu identifizieren und die über Jahrzehnte hinweg entstandenen Fotos der richtigen Person zuzuordnen. Wenn mit Hilfe einer Software bestimmt werden kann, was ich sage, dann wird man auf diesem Weg auch verstehen können, wie ich es sage, – ob traurig, fröhlich oder zornig. Und schließlich, wenn eine Software eine Person erkennen kann, die auf einem Foto 4 und auf dem nächsten 19 Jahre alt ist, dann wird man auch eine Software programmieren können, die all die Parameter sammelt und interpretiert, die wir Menschen benutzen, um das Verhalten unseres Gegenübers zu verstehen. Kurz: Maschinen werden in absehbarer Zeit so etwas wie Menschenkenntnis erlangen. Wenn sich die Sinneswahrnehmungen des Menschen maschinell unterstützen, verbessern und ersetzen lassen, dann dürfte es auch möglich sein, über die ersten Ansätze hinaus Expertensysteme zu etablieren, die ärztliche Expertise haben – inklusive Diagnose, Differenzialdiagnose und Therapieempfehlung. Sicher werden für lange Zeit Ärzte die letzte Entscheidung treffen. Da solche Expertensysteme aber nichts vergessen und eine viel breitere Erfahrungsbasis haben, dürfte in vielen Bereichen der Tag kommen, an dem die Kontrolle durch einen Arzt nicht mehr nötig ist.

Bis hierher scheint es, haben Expertensysteme hochspezialisierte, aber auf eng begrenzte Fragestellungen hin ausgerichtete Fähigkeiten. Für die Beratung eines Patienten erwarten wir vom Arzt allerdings, dass er sämtliche relevanten

Daten heranzieht, miteinander in Beziehung setzt und mit dem Patienten, so er dies wünscht, gemeinsam einen Behandlungsplan aufstellt. Expertensysteme sind in der bisher beschriebenen Form für den Arzt zunächst ein Hilfsmittel wie ein Stethoskop und oder ein Ultraschallgerät, dass dem Arzt hilft, gesundheitsrelevante Daten zu erheben, um sie dann in geeigneter Weise mit den Patienten zu besprechen hilft, den Patienten zu beraten. Aber schon heute führt der behandelnde Arzt nicht alle Untersuchungen, die in seine Behandlungsempfehlung einfließen, selbst durch. Fachärzte ersetzten den behandelnden Arzt gewissermaßen teilweise schon heute. Bei entsprechender Qualität könnten auch Expertensysteme hier ihren Platz finden. In Abschnitt 1.3 habe ich das technische Handeln des Arztes vom beratenden Handeln unterschieden. Das technische Handeln sollte, wenn die vorangegangenen Überlegungen einigermaßen realistisch sind, durch Expertensysteme im Laufe der Zeit zu mindestens teilweise übernommen werden können. Aber auch das beratende Handeln ist im Prinzip nicht von dieser Entwicklung ausgeschlossen. Programme wie die Generative Pretrained Transformer können mittlerweile überzeugend und sachkundig über fast beliebiges Auskunft geben. An Universitäten wird daher ernsthaft überlegt, von den Studenten keine Hausarbeiten mehr schreiben zu lassen, zumindest in den unteren Semestern. Denn das erwähnte Programm schreibt solche Arbeiten mit einer Qualität, dass es kaum möglich ist, herauszufinden, ob der Autor ein Mensch oder ein Programm ist. Auch die für das beratende Handeln charakteristische Urteilskraft des Arztes ist kein mystagogisches Vermögen und steht dem Versuch, sie nachzubilden, offen. (Kapitel 1.4). Damit ist das Spektrum der Aufgaben des Arztes allerdings nicht erschöpft.

6.6 Der letzte Schritt? Moral und Empathie bei Maschinen

Ich persönlich würde mich vermutlich lieber von einer Maschine behandeln lassen, wenn die Behandlungsergebnisse der Künstlichen Intelligenz verlässlich besser sind als die eines Arztes. Vielleicht stellt sich aber auch heraus, dass sich die Patienten lieber von einem Menschen schlecht als von einer Maschine gut behandeln lassen würde. Welche Folgen die Entwicklung von Expertensystemen für den ärztlichen Beruf haben werden, muss sich zeigen. Potenziell machen sie ihn überflüssig. Im Übrigen gilt auch für die Entwicklung von Expertensystemen, dass sie gegebenenfalls reguliert werden wird, sodass gesellschaftlichen Bedenken und Hoffnungen darüber mitbestimmen, welche Rolle intelligente Maschinen in der Medizin der Zukunft einnehmen werden. Prinzipiell scheint es möglich, so die These im letzten Abschnitt, einen Großteil der ärztlichen Tätigkeit durch intelligente Maschinen zu ersetzen. Und zwar sowohl die mit dem Gebrauch der Hände verbundenen Tätigkeiten als auch die, für die geistige Leistungen charakteristisch sind. Ob und wann sich dies technisch verwirklichen lässt, ob es ökonomisch sinnvoll ist und gesellschaftlich gewollt wird, ist eine andere Frage. Es gibt allerdings einen Bereich ärztlichen Handelns, bei dem sich noch größeres Unbehagen einstellen dürfte, wollte man ihn für Expertensysteme öffnen. Der Arzt hat es auch immer wieder mit moralischen Fragen zu tun – etwa wenn es um eine Therapiebegrenzung bei Sterbenden geht oder Entscheidungen, die bei Mittelknappheit (Rationierung, Triage) getroffen werden müssen. Wem schon der Gedanke, von einer Maschine operiert zu werden, merkwürdig erscheint, dem wird die Vorstellung, eine Maschine würde als moralischer Experte an ethischen Entscheidungen mitwirken, sicher noch abwegiger erscheinen. Aber lassen wir uns auf das Gedankenspiel ein und fragen, welche Kompetenzen eine intelligente Maschine haben muss, um moralische Entscheidungen treffen zu können? Wie jede andere intelligente Maschine müsste auch eine moralfähige Maschine mit einem Algorithmus ausgestattet sein, der es ihr ermöglicht, Lösungen für moralische Konflikte zu entwerfen. Auch wenn es zunächst merkwürdig erscheinen mag, die richtige moralische Handlung errechnen zu wollen, so legt beispielsweise der Utilitarismus eine Mathematisierung der ethischen Entscheidungsfindung zur Nutzenmaximierung nahe. Bei anderen Ethiken könnte die Entwicklung eines Algorithmus hilfreich sein, methodische Unklarheiten zu beseitigen. So nennt etwa die Prinzipienethik fünf Prinzipien, die zueinander in Beziehung gesetzt und gewichtet helfen sollen, die richtige moralische Entscheidung zu treffen. Allerdings bleibt unklar, wie diese Gewichtung methodisch durchzuführen ist. Möglicherweise könnte also ein Expertensystem in diesem Punkt sogar zu einer Klärung einer ethischen Methode und davon abgeleitet zur Verbesserung der praktischen Entscheidungsfindung beitragen.[39] Allerdings gibt es einiges, was den Bereich der Moral von anderen Bereichen ärztlicher Tätigkeit deutlich unterscheidet. In diesem Zusammenhang wäre zum Beispiel die Theorienvielfalt in der Ethik zu nennen. Die Vielzahl, teils miteinander unvereinbarer Ethiken wird auch unter Ethikern kritisiert und wohl die meisten Ethiken haben den Anspruch, die eigentlich "richtige" zu sein. Doch trotz vieler Jahrhunderte Diskussion hat sich nie eine ethische Methode auch nur als Primus inter Pares durchsetzen können. Man kann diese Vielfalt auch als nicht zu ändern ansehen und eine Vermittlung zwischen den Parteien versuchen. Nicht nur die Vielfalt sondern auch die teilweise Unvereinbarkeit dieser Ethiken miteinander müssten in der Programmierung einer moralfähigen Maschine berücksichtigt werden. Da es sich in unserem Fall um moralfähige Maschinen handelt, die in der klinischen Medizin eingesetzt werden sollen, ließe sich dieses Theorien-Problem relativ leiht ausklammern, indem man die konkreten Handlungsempfehlungen in den Vordergrund stellt und so einen Ausgleich zwischen den verschiedenen Ethik Konzeptionen sucht. Eine sozusagen pragmatische Programmierung des Expertensystems wäre insofern vorteilhaft, als dass dadurch ein moralischer Extremismus und ein moralischer Rigorismus vermieden werden könnten. Unter moralischem Extremismus verstehe ich die Auffassung, dass nur eine Ethik als die einzig richtige angesehen wird und andere Ansätze verdrängt werden sollen. Moralischer Rigorismus steht für die konsequente Anwendung ethischer Regeln, ohne auf eventuell vorhandene Milderungsgründe Rücksicht zu nehmen und nachsichtig zu urteilen. Allerdings ist der pragmatische Weg nur eine Möglichkeit, mit der Theorievielfalt umzugehen. Man könnte statt nach einer eklektisch zusammengestellten Ethik für die Praxis, die mehr oder weniger alle ethischen Expertensysteme benutzen würden, die Vielfalt betonen und hätte dann gewissermaßen kantianische, utilitaristische, tugendethische und so weiter Expertensysteme. Ich habe es gleich zu Beginn dieses Textes als zumindest möglich dargestellt, dass in der Zukunft Ärzte überflüssig werden und durch Maschinen ersetzt werden könnten, die ärztliche Handlungen besser und schneller durchführen. Wenn die Argumentation bis hierher stichhaltig ist, dann sollte es wenigstens im Prinzip möglich sein, dass wir solche Maschinen entwickeln können. Und es sollte weiterhin möglich sein, die einzelnen Kompetenzen der Expertensysteme zu integrieren und eine mehr oder minder die gesamte Medizin umfassende Medizin-Maschine zu bauen – inklusive der Fähigkeit, moralische Fragen zu bearbeiten. Könnte dieser künstliche Arzt einen menschlichen Arzt ohne Einbußen bei der Qualität der Leistungen ersetzen? Wenn wir den Arzt ausschließlich als Dienstleister ansehen (siehe Einführung), dann lautet die Antwort „ja". Schwieriger wird es allerdings dann, wenn wir den Arzt in kritischen Lebenslagen, in denen es möglicherweise um Leben und Tod geht, um Rat fragen. In solchen existenziellen Notlagen, die zwar selten vorkommen, aber dennoch für das Selbstverständnis der ärztlichen Profession wichtig sind, helfen uns Statistiken zu Überlebenswahrscheinlichkeiten und nach Erfolgswahrscheinlichkeiten geordnete Therapievorschläge bei dieser Erkrankung und Ähnliches nicht weiter. Was wir stattdessen erwarten, ist möglicherweise ein Gespräch über die Konsequenzen einer schweren Krankheit – Schmerzen, Leiden, den eigenen Tod, das Leid der Angehörigen. Erste Versuche, Chatbots nicht nur für die Erhebung und Vermittlung von Informationen zu nutzen, gibt es bereits. In der verhaltenstherapeutisch orientierten Psychotherapie werden Chatbots eingesetzt, um Patienten bei der Bewältigung von psychischen Alltagsproblemen zu unterstützen. Auch wenn solche Programme überwiegend experimentellen Charakter haben und auch nur als Ergänzung zur Behandlung durch einen

Psychotherapeuten eingesetzt werden, dient ein Chatbot nicht nur der Informationsvermittlung, sondern bietet auch eine Beratung oder Orientierung für den Nutzer. Wenn solche Programme durch individualisierte Vorschläge zum Beispiel helfen können, dass Depressive ihre Antriebsarmut, die häufig ihren Alltag belasten, überwinden können, dann wäre dies ohne Zweifel ein Erfolg; unter anderem auch, weil damit Probleme gewissermaßen in Echtzeit angegangen werden können und man nicht auf die wöchentliche Sitzung beim Psychotherapeuten warten muss. Aber ist ein solches Gespräch von der Art, wie wir es in einer existenziellen Krise mit unserem Arzt führen möchten? Eine Maschine mag noch so intelligent sein, fehlt ihr nicht die Lebenserfahrung, das am eigenen Leib erlebte, sei es positiv wie Freude und Glück oder negativ wie Trauer und Schmerz? Wie soll eine Künstliche Intelligenz einen schwerkranken Patienten verstehen, der über seine Erschöpfung klagt, wenn das Expertensystem selbst nicht schlafen und nicht essen muss, geschweige denn erschöpft sein kann? Und wie soll man einen Patienten verstehen, der mit der Vergeblichkeit allen menschlichen Seins konfrontiert wird, wenn das Expertensystem das Problem der Endlichkeit des eigenen Körpers nur als Erinnerung versteht, sich rechtzeitig eine neue Hardware zu bestellen, auf die es seine Daten migriert. Kann man drauf läuft es hinaus, eine künstliche Intelligenz konstruieren, die selbst Lebenserfahrung sammeln kann, also Glück empfinden und Schmerz erleiden kann? Optimistisch, wie ich die technischen Möglichkeiten der Zukunft ja ohnehin sehe, nehme ich an, dass es möglich sein wird, einer solchen Intelligenz Erfahrungen zu ermöglichen, die den unseren ähnlich sind – Sinneserfahrungen, geistige Erfahrungen. Das heißt im Grunde, dass wir einer solchen Intelligenz Körper und Geist geben müssten. Entscheidend daran ist aber nicht die technische Hülle, sondern der Umstand, dass die Intelligenz Bewusstsein und Verständnis für die eigene Körperlichkeit und Begrenztheit entwickeln könnte. Das wäre die Grundlage dafür, dass sich eine Maschine in sein Gegenüber hineinversetzten könnte. Eine Fähigkeit, die wir häufig als Empathie bezeichnen. Ich halte es für möglich, eine Empathische Intelligenz zu konstruieren, das heißt, ich nehme an, dass es keine grundsätzlichen technischen Gründe gibt, die das verhindern könnten: Empathie ist letztlich eine Fähigkeit, die Befindlichkeit unseres Gegenübers zu deuten und darauf in bestimmter Weise zu reagieren. Das eine lässt sich technischen Systemen – als Mustererkennung – antrainieren, das andere programmieren.

Natürlich kann es sein, dass Patienten gar keinen Wert darauf legen, von ihrem Ansprechpartner sei der nun eine Maschine oder ein Mensch verstanden zu werden. Im Gegenteil, ich vertrete ja die Auffassung, dass bei einem

Großteil der heute durchgeführten ärztlichen Maßnahmen nur die technischen Fähigkeiten eines Arztes benötigt und vom Patienten nachgefragt werden (Kapitel 1.3). In manchen Situationen wird dann aber doch bei einem Teil der Patienten das Bedürfnis bestehen, wahrgenommen oder verstanden zu werden. Ich glaube, dass es soziale Regeln und Konventionen sind, die letztlich darüber bestimmen, wann wir uns verstanden fühlen. Stellen sie sich doch einmal vor, sofern das überhaupt möglich ist, sie liegen im Sterben. Mancher wird gerne allein auf das Ende warten. Andere mich eingeschlossen, hätte gerne Gesellschaft von jemanden, der meine Situation versteht, nachempfinden kann. Aber was meint 'Verstehen' dort 'Nachempfinden' hier eigentlich? Nun, vielleicht wird es mich beruhigen, wenn ich weiß, dass das, was auch immer an meinem Bett sitzt und meine Hand hält, auch Sterben wird und obwohl es das weiß, jetzt ganz ruhig neben mir sitzt. Der Techniker wirft an dieser Stelle ein: „Kein Problem, wenn Du einen Hospiz-Androiden mit Trostfunktion wünschst, dann werde ich ihn dir bauen." Aber das ist gerade nicht der Punkt. Denn der Androide wird nicht sterben, so wie wir. Was dieses ‚so wie wir' genau bedeutet und inwiefern es zum Maßstab unseres Umgangs mit Künstlicher Intelligenz werden soll, bleibt zu diskutieren.

Das Richtige zu tun, kann scheitern. Wir Menschen sind so gebaut, dass wir nicht sicher sein können, dass wir das, was wir als das moralisch Richtige erkannt haben, gegen innere und äußere Widerstände auch verwirklichen können. In Anlehnung an die anthropologischen Konstanten (Kapitel 2.5) könnte man sagen, die moralische Konstante des Menschen ist seine Fehlbarkeit. Was wir als moralische Leistung bewundern, ist der Versuch, die Anstrengung besser, moralischer zu handeln, als es die Umstände erwarten lassen. Und als moralisches Versagen kritisieren wir die Faulheit, die Nachlässigkeit, das Unterlassen, etwas Gutes zu tun, obwohl es in unserer Macht stand.

Diese Auffassung findet sich im Konzept der moralischen Verantwortung berücksichtigt. "Sollen impliziert Können" markiert gewissermaßen die Grenzen des Moralischen. Nur für etwas, das er oder sie im Prinzip hätte schaffen können, können wir jemanden verantwortlich machen. Wie groß die individuelle moralische Verantwortung schließlich ist, ist das Ergebnis einer Abwägung, die je nach der zugrunde liegenden Ethik unterschiedlich ausfallen wird. Eine solche Abwägung wird immer auch die moralischen Motivationen des Handelnden berücksichtigen. An einer Aufgabe zu scheitern, über sich hinauszuwachsen, zu verzweifeln, besser werden zu wollen, zu rebellieren, sich zu verweigern und zahllose andere psychische Einstellungen, die das moralische Handeln des Menschen beeinflussen, sind dabei kein Übel, das man loswerden sollte oder könnte, sondern sie sind der Grund dafür, dass wir überhaupt ein

Konzept moralischer Verantwortung brauchen. Wollte man einen künstlichen Doktor entwerfen, der empathiefähig und damit ein echter Ansprechpartner für seine Patienten wäre, den wir überdies für seine Fehler zur Verantwortung ziehen könnten, dann müssten wir ihn mit der gleichen fehlbaren Moralpsyche ausstatten, mit der wir selbst zu kämpfen haben. Warum sollten wir das tun?

Epilog

Als ich vor ein paar Tagen (im März 2023) in der Apotheke meine Medikamente bestellte, hieß es, eines der Mittel sei nur beschränkt verfügbar. Letztlich bekam ich mein Medikament, wenn auch erst am nächsten Morgen. Meine Apotheke hatte das Arzneimittel von einer anderen Apotheke in einem knapp zwei Autostunden entfernten Ort erhalten und irgendwer hatte es über Nacht einmal durch Nordrhein-Westfalen gefahren. Ich habe die Apothekerin gefragt, ob Medikamente auch mal gar nicht verfügbar seien. Sie antwortete zunächst, dass sie schon alles bekämen. Aber es könne vorkommen, dass das Medikament von einem anderen Hersteller sei und die Tabletten bei gleichem Inhalt eine andere Größe oder Farbe hätten. Nach kurzem Zögern sagte sie dann aber auch, dass sie bei Antibiotika nicht alles besorgen und nur das abgeben könne, was halt gerade auf Lager sei, ohne zu wissen, was wann und in welchen Mengen nachgeliefert würde. Das moderne Gesundheitswesen ist zwar leistungsstark und kann auf enorme Ressourcen zurückgreifen. Andererseits ist dieses System in manchen Bereichen aber auch störanfällig, wie sich unter anderem an den Engpässen in der Arzneimittelversorgung zeigen lässt. Aus Kostengründen mag es effizient sein, dass nach offiziellen Schätzungen bis zu achtzig Prozent aller medizinischen Wirkstoffe in China und Indien produziert werden. Aber sobald etwas Unvorhergesehenes passiert – etwa eine ungewollte Unterbrechung der Lieferketten durch eine Pandemie oder einen Schiffsunfall oder was uns neuerdings gar nicht mehr so unwahrscheinlich vorkommt, eine gewollte Unterbrechung aufgrund geopolitischer Verwerfungen –, drohen ernsthafte Versorgungsprobleme. Neben der fortlaufenden Aufgabe, das medizinische System am Laufen zu halten und vorhandene Ressourcen effizient einzusetzen, können auch jederzeit neue Herausforderungen auftreten, die das Gesundheitswesen schnell an den Rand eines Kollaps führen können, wie die Corona-Pandemie uns eindrücklich vor Augen geführt hat. Es ist nicht meine Absicht, das Gesundheitswesen als Pflegefall darzustellen; so als ob es sich in einer permanenten Krise befände, immer nur einen Schritt vom Absturz entfernt. Im Vergleich zu vielen anderen Ländern auf dieser Welt ist die Gesundheitsversorgung bei uns nah an der Optimalversorgung. Es gibt viel Grund zu der Hoffnung, dass sich der enorme Erfolg der modernen Medizin in den letzten etwa anderthalb Jahrhunderten in der Zukunft fortschreiben lässt. Nur wird sich dieser Erfolg nicht zwangsläufig einstellen, sondern nur, wenn es gelingt, die Herausforderungen, vor denen die Medizin steht, produktiv zu bewältigen.

Die philosophische Beschäftigung mit der Medizin vermittelt häufig den Eindruck, als stünde das Arzt-Patienten-Verhältnis in Opposition zum Gesundheitssystem. Demnach wäre dann das persönliche Verhältnis zwischen Arzt und Patient so etwas wie das heiße Herz der Medizin, ein Bollwerk gegen das Gesundheitssystem, in dessen Strukturen Patienten zu Fällen und Zahlenreihen werden. Das Arzt-Patient-Verhältnis wird dabei häufig stark aufgeladen: Vom Patienten nimmt man regelhaft an, dass seine Krankheit eine existenzielle Krise auslöse, die (nur) im geschützten Raum des Arzt-Patient-Verhältnisses angemessen behandelt werden könne. Abgesehen davon, dass sich in vielen, vielleicht sogar den allermeisten Fällen die Kooperation zwischen Arzt und Patient eher unaufgeregt geschäftsmäßig vollzieht, verkennt dieses Narrativ auch, dass die Ausgestaltung des Arzt-Patient-Verhältnisses zu einem erheblichen Teil von den Strukturen des jeweiligen Gesundheitssystems abhängig ist. Das heute vorherrschende Bild vom Arzt, der jedem seiner Patienten die bestmögliche Behandlung zukommen lässt und dabei keine Unterschiede zwischen seinen Patienten macht, ist historisch zuerst mit dem solidarischen System der Gesundheitsversorgung möglich geworden. Das Arzt-Patienten-Verhältnis ist so etwas wie die Reaktionskammer der Medizin. Hier entscheidet sich letztlich, wie gut die Medizin die Bedürfnisse der Patienten erfüllen kann. Das ärztliche Handeln bildet daher zu Recht einen Schwerpunkt philosophischer Überlegungen zur Medizin. Allerdings scheint es mir, wie gesagt, nicht sinnvoll, das Verhältnis so darzustellen, als ob es unabhängig vom jeweiligen System der Gesundheitsversorgung existieren würde und um fast jeden Preis gegen Veränderung und gegen Einflussnahme von außen verteidigt werden müsse.

Wenn es angesichts der immensen Herausforderungen das Ziel ist, möglichst viel von der solidarischen Gesundheitsversorgung und dem in ihm verwirklichten partnerschaftlichen Modell des Arzt-Patienten-Verhältnisses zu bewahren und in die Zukunft zu führen, dann sollte man die Medizin nicht allein vom Arzt-Patient-Verhältnis her denken, sondern auch von den wissenschaftlichen und gesellschaftlichen Faktoren, die zur Entwicklung der modernen Medizin geführt haben und die die Zukunft der Medizin bestimmen werden. Dies habe ich in diesem Buch versucht.

Anmerkungen

1. Lindsey Fitzharris (2020) *Der Horror der frühen Medizin*. Suhrkamp, Kapitel 2 Das Todeshaus. Für eine detaillierte Darstellung der Geschichte des Krankenhauses siehe: Roy Porter (2006) *The Cambridge History of Medicine*, Cambridge University Press, Kapitel 6.
2. Roy Porter (1997) *Die Kunst des Heilens*, 130–133 und 359–361. Zu den Hintergründen: Johanna Bleker (1998) *Der Eintritt der Frauen in die Gelehrtenrepublik: Zur Geschlechterfrage im akademischen Selbstverständnis und in der wissenschaftlichen Praxis am Anfang des 20. Jahrhunderts*. Matthiesen Verlag.
3. Dieser Befund steht im Gegensatz zu einer romantisierenden Vorstellung, nach der das Arzt-Patient-Verhältnis eine archetypische Zweierbeziehung sei, in die von außen nicht eingegriffen werden dürfe. So zum Beispiel Wolfgang Wieland (1986) *Strukturwandel der Medizin*. C.Winter. Kritisch dazu Felix Thiele (2011) *Autonomie und Einwilligung in der Medizin. Eine moralphilosophische Rekonstruktion. mentis*, Kapitel 6.
4. Georg Kamp verdanke ich den Hinweis, dass bei Aristoteles auch das 'poietische' Handeln zumindest eine soziale Komponente aufweist. "Poietische Wissenschaften" zielen demnach auf das erfolgreiche Handeln, "Praktische Wissenschaften" aber auf das richtige – in langfristiger Perspektive: das gute Leben. Die Brauchbarkeit der Unterscheidung von technischem und beratendem Handeln für die Sortierung ärztlicher Tätigkeiten wird dadurch aber nicht wesentlich verringert.
5. Wolfgang Wieland, a.a.O., bes. Abschnitte 2 und 3.
6. In der Kritik der reinen Vernunft heißt es zu ersterem: Die Urteilskraft ist „das Vermögen unter Regeln zu subsumieren, d.i. zu unterscheiden, ob etwas unter einer gegebenen Regel ... stehe, oder nicht." Immanuel Kant (221787) *Kritik der reinen Vernunft*. Akademie Ausgabe (1902 ff.) Band 3. de Gruyter, Berlin, A132/B171.
7. Immanuel Kant, a.a.o., B173.
8. Siehe dazu auch Wolfgang Wieland (2003) *Was heißt und zu welchem Ende vermeidet man den Gebrauch der Urteilskraft?* In: Rodi F (Hrsg.) Urteilskraft und Heuristik in den Wissenschaften. Velbrück, 9–33. Bezeichnenderweise werden richterliche Urteile auch nicht als richtig oder falsch bewertet, sondern als angemessen oder unangemessen. Siehe dazu auch Günther, *Der Sinn für Angemessenheit*, bes. Teil 3 und 4.
9. Gerd Gigerenzer (2008) *Bauchentscheidungen*. Goldmann, bes. Kapitel 9.
10. Dieser Abschnitt folgt dem Eintrag. Betreuung. Dort heißt es: „Die Betreuung ist diejenige Art von Terror, für die der Jemand – der Betreute – Dank schuldet." Dolf Sternberger, Gerhard Storz, W. E. Süskind (1962) *Aus dem Wörterbuch des Unmenschen*. dtv, 20–24.
11. Adrian Daub (2020) *Was das Valley Denken nennt*. Suhrkamp 2020, 7.
12. Felix Thiele, a.a.o. Abschnitt 4.2 und 4.4.
13. Eigentlich alle Argumente, die heute diskutiert werden, waren auch vor 25 Jahren schon nicht mehr neu. (Siehe zum Beispiel: Felix Thiele (Hrsg.) (2005) *Aktive und passive Sterbehilfe*. Fink.)
14. Diesen Hinweis verdanke ich Georg Kamp.
15. Dabei ist die Gewinnmaximierung per se nichts Schlechtes. Wenn zum Beispiel durch minimalinvasive Operationstechniken die postoperativen Liegezeiten verkürzt werden, kann das Kosten sparen, also den Gewinn erhöhen, *und* die Genesung des Patienten beschleunigen. Die Gewinnstreben kann also ein probates Mittel sein, um das Patientenwohl zu steigern. Eine Gewinnmaximierung kann aber auch das Gegenteil bewirken.

16 Annemarie Gethmann-Siefert (2012) *Alternativen zur (medizinischen) Anthropologie des „kranken Menschen".* In: Jan Joerden, Eric Hilgendorf, Natalia Petrillo, Felix Thiele (Hrsg.) Menschenwürde in der Medizin: Quo vadis? Nomos Verlag, 177–190.

17 Interessant wäre auch zu wissen, ob die Unterschiede dann so groß wären, dass es keine soziale Kohäsion mehr gäbe und im Laufe der Zeit zwei menschliche Spezies entstünden (Entstehung neuer Arten durch Segregation).

18 Felix Thiele (2011) *Autonomie.* Kapitel 1.

19 Was praktische Wissenschaft ist, bestimmt Aristoteles zum einen nach dem Gegenstand und zum andern nach dem Erkenntnisinteresse (vgl. *Metaphysik* VI, 1). Die praktische Wissenschaft thematisiert den veränderlichen Bereich der Welt des Menschen, um das gute Leben, das Glück, die *eudaimonia* zu erreichen.

20 Fred Turner (2008) *From Counterculture to Cyberculture: Stewart Brand, the Whole Earth Network, and the Rise of Digital Utopianism.* University of Chicago Press.

21 Glickmann et al. (2009) *Ethical and Scientific Implications of the Globalization of Clinical Trials.* N Engl J Med 360; 8 february 19, 816–823.

22 In Law, Liberty and Morality (1963) argumentiert H.L.A. Hart prägnant, dass man das (Straf-)Recht nicht dazu benutzen sollte, die moralischen Auffassungen einer Gesellschaft durchzusetzen. In einer Gesellschaft möglichst wenig Regeln zu haben und möglichst wenig Zwang auszuüben, ist ein auch von mir geteiltes Ziel. Allerdings auch eines, das fast übermenschliche Ansprüche an diejenigen stellt, die dieses Ziel realisieren wollen. Siehe dazu Matthias Kaufmann (1990) *Aufgeklärte Anarchie. Akademieverlag*, Kapitel 5.

23 Jan Joerden, Eric Hilgendorf, Felix Thiele (2013) *Handbuch Menschenwürde und Medizin.* Duncker & Humblot gibt dazu erschöpfend Auskunft.

24 Siehe zum Beispiel Robert Alexy (1996) *Theorie der Grundrechte.* 3. Auflage, 402–406 und 454–472.

25 Carl Friedrich Gethmann et al. (2006) *Gesundheit nach Maß.* Akademieverlag Berlin.

26 Andreas Reckwitz (2019) *Das Ende der Illusionen. Politik, Ökonomie und Kultur in der Spätmoderne.* Suhrkamp.

27 Für den mühevollen Weg, die medizinische Praxis in der zweiten Hälfte des Neunzehnten Jahrhunderts im Licht der Erkenntnisse der medizinischen Forschung zu modernisieren, siehe zum Beispiel: Lindsey Fitzharris (2020) *Der Horror der frühen Medizin.*

28 Arved Weimann (2010) *Gerechtigkeit als Maßstab für Priorisierung und Rationierung im Gesundheitssystem: Voraussetzungen für einen öffentlichen Diskurs.* Pabst.

29 Zur Bedeutung Bacons für die Entstehung der modernen Wissenschaften: Michael Stevens (2020) *The Knowledge Machine. How an unreasonable Idea Created Modern Science.* Liveright Pub Corp, II.5.

30 Hedwig Richter (2021) *Aufbruch in die Moderne. Reform und Massenpolitisierung im Kaiserreich.* Suhrkamp.

31 Schließlich lebte er auch in der geistesgeschichtlichen Periode, die wir heute die „Deutsche Romantik" nennen. Es wäre interessant zu erfahren, was Humboldt von unserer heutigen Massendemokratie halten würde.

32 Hartmut Kliemt (1986) *Grundzüge der Wissenschaftstheorie. Eine Einführung für Mediziner und Pharmazeuten.* Abschnitt 2.2 und 2.3.

33 Martin Ford (2021) *Rule of the Robots. How Artificial Intelligence will change everything.* Basic Books.

34 Ich liebe Science-Fiction Filme, die sich mit diesem Thema befassen. Der Plot basiert aber fast immer auf einer oder einer Kombination von realitätsfernen Annahmen: zum Beispiel, dass sich derart umfangreiche Projekte geheim halten lassen.

ANMERKUNGEN

35 Dieser Abschnitt folgt Dieter Birnbacher (2006) *Natürlichkeit*, Walter de Gruyter.
36 BionicsSoftHand https://www.festo.com/de/de/e/ueber-festo/forschung-und-entwicklung/bionic-learning-network/highlights-2018-2021/bionicsofthand-id_68106/ (zuletzt abgerufen am 6.7.2023).
37 Martin Ford a.a.O., 48f.
38 Adrian Daub a.a.O., Kapitel 6. Unter Juristen scheint die rechtliche Handhabung disruptiver Technologien keine große Nervosität zu erzeugen: „Disruptive Änderungen sind dem Recht so gut wie unbekannt; technische Revolutionen werden in aller Regel nicht mit einer rechtlichen Revolution, sondern durch die Evolution des Rechts auf der Basis der bestehenden Rechtsordnung beantwortet. Auch die neuesten technologischen Entwicklungen lassen sich am geltenden Recht messen." Eric Hilgendorf (2018) *Recht und Ethik in der Pflegerobotik – ein Überblick*. Zeitschrift für Medizinische Ethik 64, S. 373–385, S. 375.
39 Felix Thiele (2009) *Zum Verhältnis theoretischer und angewandter Ethik*. In Georg Kamp, Felix Thiele (Hrsg.) Erkennen und Handeln. Festschrift für Carl Friedrich Gethmann zum 65. Geburtstag, Fink, 329–345.